AF474701

DU

DÉLIRE SYMPATHIQUE

AU COURS

DES PSYCHOSES

PAR

S. MOUNDLIC

DOCTEUR EN MÉDECINE DE LA FACULTÉ DE PARIS
ANCIEN INTERNE DES ASILES DE LA SEINE
ANCIEN EXTERNE DES HOPITAUX DE PARIS

PARIS

OLLIER-HENRY, LIBRAIRE-ÉDITEUR

11, 13, RUE DE L'ÉCOLE-DE-MÉDECINE, 11, 13

1893

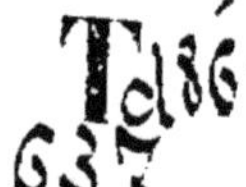

DU

DÉLIRE SYMPATHIQUE

AU COURS

DES PSYCHOSES

PAR

S. MOUNDLIC

DOCTEUR EN MÉDECINE DE LA FACULTÉ DE PARIS
ANCIEN INTERNE DES ASILES DE LA SEINE
ANCIEN EXTERNE DES HOPITAUX DE PARIS

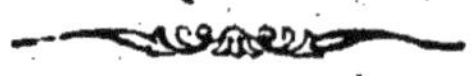

PARIS
OLLIER-HENRY, LIBRAIRE-ÉDITEUR
11, 13, RUE DE L'ÉCOLE-DE-MÉDECINE, 11, 13

1893

DU

DÉLIRE SYMPATHIQUE

AU COURS

DES PSYCHOSES

PAR

S. MOUNDLIC

DOCTEUR EN MÉDECINE DE LA FACULTÉ DE PARIS
ANCIEN INTERNE DES ASILES DE LA SEINE
ANCIEN EXTERNE DES HOPITAUX DE PARIS

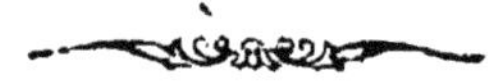

PARIS
OLLIER-HENRY, LIBRAIRE-ÉDITEUR
11, 13, RUE DE L'ÉCOLE-DE-MÉDECINE, 11, 13

1893

A MES CHERS PARENTS

(*Témoignage de vive affection filiale et de reconnaissance éternelle*)

A MON FRÈRE

A MES AMIS

A MON CHER MAITRE M. LE Dr FEBVRÉ

Médecin en chef des asiles de la Seine

A MES MAITRES DANS LES HOPITAUX

MM. LES DOCTEURS FÉLIZET, HIRTZ ET MOIZARD

A MON PRÉSIDENT DE THÈSE

M. LE PROFESSEUR BROUARDEL

Doyen de la Faculté de Médecine de Paris
Médecin des Hôpitaux
Membre de l'Académie de Médecine
Commandeur de la Légion d'Honneur

DU DÉLIRE SYMPATHIQUE

AU COURS

DES PSYCHOSES

INTRODUCTION

Certaines affections mentales parcourent un cycle bien défini ; certains délires passent par des périodes d'organisation toujours les mêmes, tel le délire chronique dont la description a été si magistralement tracée par M. le Dr Magnan ; d'autres formes d'aliénation mentale frappent au contraire l'observateur par leur marche irrégulière. Sans transition, des idées délirantes spéciales se font jour ; les rattacher au délire primitif avec lequel elles constituent parfois un contraste frappant, semble impossible. Leur apparition au moment où l'organisme est frappé par une nouvelle souffrance, par une nouvelle lésion, autorise seulement le médecin traitant à voir dans leur éclosion une preuve de l'action à distance sur le cerveau de certaines altérations organiques.

Les anciens décoraient du nom de sympathie cette influence réciproque des organes les uns sur les autres.

Cette sympathie admise de tout temps a été même à une époque non encore éloignée, considérée comme capable de donner naissance à une entité morbide, appelée folie sympathique.

Notre intention n'est pas de traiter à nouveau cette question si intéressante de la folie sympathique, question qui a été l'objet d'un travail connu de tous, nous voulons parler de la thèse du Dr Loiseau qui a soulevé une discussion mémorable au sein de la société médico-psychologique en 1857. Nous avons voulu seulement analyser certains délires surajoutés à un délire primitif, rechercher leur origine, justifier ainsi le nom de délire sympathique que nous leur donnons.

A notre avis, la lésion, ou l'irritation, les affections les plus variées portant sur un organe éloigné quelconque peuvent déterminer du délire, des troubles intellectuels de diverse nature par un mécanisme d'ordre réflexe.

Comment et par quel mécanisme s'opère ce retentissement sur l'état psychique de l'individu? Ainsi que nous l'avons dit plus haut, les anciens attribuaient tous ces processus pathologiques à une cause commune, la sympathie.

Depuis que la question des lois réflexes a été étudiée et mise en lumière par les remarquables recherches de Marschall-Hall, Mueller, Lallemand, Flourens, Pflüger, Claude Bernard et Vulpian, le mot *sympathie* tend à disparaître et à être remplacé par le mot *réflexe*.

L'action réflexe ou à distance de processus pathologiques des organes autres que le cerveau, retentit sur ce dernier qui est l'organe centralisateur et collecteur par excellence et dont les sphères émotives entrent en jeu à l'occasion des moindres souffrances.

Une des conséquences de cette action à distance peut être une aliénation mentale particulière qui est alors dite folie sympathique, ou simplement un délire, dit sympathique également, et venant se greffer sur un autre délire plus ou moins ancien.

Nous avons remarqué que ce délire sympathique qui est pour ainsi dire surajouté au délire primitif, a une marche tout à fait particulière et évolue de la même façon que la lésion organique qui lui a donné naissance.

Dans un bon nombre des cas le rôle de ou des lésions organiques éloignées n'est pas le facteur principal dans la genèse des idées délirantes, et la disposition au délire qui s'affirme à l'occasion de maladies physiques parfois insignifiantes, relève, comme on le verra plus loin, d'un état héréditaire en général très chargé.

Ainsi est-ce au cours des folies héréditaires que l'on remarque généralement cette particularité clinique que nous signalons. On voit souvent, mais, pas toujours, comme nous le disions plus haut, s'ajouter au délire primitif un autre délire lié intimement et uniquement à l'apparition d'une affection d'un organe quelconque.

Parfois on ne peut pas assigner au délire le nom de délire sympathique, mais on peut lui reconnaître une modalité particulière, une expression habituellement redoutable. Cette forme spéciale du délire semble, à notre avis, se rattacher à certains états diathésiques et notamment à la syphilis constitutionnelle ou acquise.

L'imprégnation générale de l'organisme par un virus

qui porte ses atteintes sur diverses parties du corps et, après être resté pendant de longs mois ou de longues années à l'état latent, se réveille tout à coup et affirme sa persistance par des manifestations plus ou moins graves,— a pour conséquence une irritabilité spéciale du caractère' irritabilité qui se traduit par des impulsions subites et irrésistibles à la violence. Faut-il voir dans ces impulsions une réaction engendrée par des souffrances particulièrement pénibles de l'organisme ? Faut-il en un mot leur reconnaître une origine commune à la syphilis ? De nombreuses observations pourraient seules nous autoriser à nous prononcer en pareille matière.

Nous allons dans les quelques pages qui vont suivre, nous efforcer de tracer l'historique de la question, historique pour lequel nous avons bien peu d'éléments à réunir.

En terminant ces considérations, nous saisissons avec empressement l'occasion de témoigner ici à notre cher maître M. le Dr Febvré, toute notre profonde reconnaissance pour l'extrême bienveillance et le grand intérêt qu'il nous a toujours portés. Il a été le premier à nous guider dans les études si difficiles de l'aliénation mentale. Son précieux enseignement nous a toujours été d'une grande utilité pendant le cours de notre internat, et c'est sur ses conseils que nous avons entrepris notre travail. Nous le prions de recevoir l'expression de nos sentiments les plus dévoués et notre inoubliable gratitude.

Que M. le Dr Marandon de Montyel, médecin en chef de l'asile de Ville-Evrard, reçoive nos remerciements cordiaux et notre profonde reconnaissance pour les bons et précieux conseils qu'il a bien voulu nous donner. Il nous a communiqué de très intéressantes observations que nous publions dans notre travail.

Enfin nous ne devons pas oublier nos premiers maîtres dans les hôpitaux de Paris, MM. les Drs Hutinel, Troisier, Polaillon et Marie, qui se sont toujours montrés très bienveillants à notre égard.

Que nos maîtres MM. les Drs Félizet, Hirtz et Moizard, veuillent bien recevoir l'expression de notre sincère reconnaissance pour le vif intérêt et la grande protection qu'ils n'ont cessé de nous porter pendant toute la durée de notre externat dans les hôpitaux.

Que M. le professeur Brouardel veuille bien recevoir l'assurance de nos hommages respectueux et notre gratitude pour le grand honneur qu'il nous a fait en voulant bien accepter la présidence de notre thèse.

HISTORIQUE

Dans la pensée des auteurs de la plus haute antiquité, l'aliénation mentale avait souvent une source, une origine extra-cérébrale, mais la manière dont ils cherchaient à expliquer sa formation se ressentait de l'infirmité de leurs théories.

Hippocrate, comme le montrent quelques passages des études de Semelaigne (1), attribuait au cerveau l'intelligence, et ses troubles aux maladies de cet organe. De l'augmentation ou de la diminution du feu naturel par le mélange de la bile ou de la pituite, résultaient l'excitation ou la dépression, la phrénitis ou la manie dans le premier cas; dans l'autre — la mélancolie et la stupidité. Le père de la médecine indique en outre des rapports existant entre le cerveau et les affections flatulentes de l'abdomen, qui peuvent donner naissance à l'hypochondrie et l'irritation de l'estomac, la dysménorrhée, la suppression du flux menstruel peuvent selon lui provoquer la manie.

Plus tard Galien définissait la sympathie : une communauté de souffrance entre des parties dont une aurait été affectée primitivement. Il dit : « les affections primitives

1. T. III, p. 291, 292, 327, 328, 337, 390, 392.

« se distinguent par la complète évolution des symptômes « propres à l'encéphale ; elles sont persistantes et naissent primitivement, sans être précédées d'autres affec« tions. Dans les autres, les symptômes propres à l'encé« phale n'arrivent pas à leur entier développement ; elles « n'ont pas le même degré de persistance et surviennent « à la suite d'autres affections. » Quand il parle de la sympathie en général, il s'exprime ainsi : « le terme « sympathie n'indique pas l'absence complète d'affection, « mais une affection commune avec une autre partie. « Toutefois, il serait mieux et plus clair de dire que la « partie sympathiquement affectée souffre par suite de « l'affection d'une autre partie. »

Il va plus loin à l'égard de l'aliénation mentale, qui, soumise à l'intensité du mal originaire, croissant, diminuant ou disparaissant avec lui, peut exceptionnellement lui survivre. Pour lui, la folie, suivant la forme qu'elle prend, provenait tantôt du transport des humeurs dans le cerveau, tantôt d'influences viscérales, et notamment au moyen des *grands nerfs* qui rendent l'estomac si sensible.

Ses idées sur le délire sympathique étaient erronées, car il décrivait le délire fébrile dans les affections aiguës, comme un délire sympathique, mais non idiopathique. Par contre, il a très bien décrit le mécanisme et les principaux caractères de la folie sympathique qui a été admise par tous les auteurs qui lui ont succédé pendant plus de quatorze siècles. On rencontre encore dans quelques traités du XVIIIe siècle, notamment dans ceux de Michaëlis, de Maximilien Stoll et autres, un reflet atténué de la doctrine de Galien.

Presque tous les auteurs qui ont écrit dans la seconde moitié du XVIIIe siècle admettent parfaitement l'existence de la folie sympathique essentielle avec cette différence seulement qu'ils font jouer le rôle principal dans sa production et son origine les lésions de tel ou tel organe de l'économie.

Il faut arriver jusqu'à Fodéré (1) pour constater que son ouvrage ne contient absolument rien qui ait trait à l'existence de la folie ou du délire sympathique, et qui, très probablement, connaissait les opinions des anciens auteurs.

Esquirol (1814) (2) admet que le délire est fébrile ou apyrétique ; ce dernier est, d'après lui, le signe pathognomonique des vésanies ; l'un et l'autre sont idiopathiques, sympathiques ou symptomatiques. Le délire est idiopathique dans l'inflammation aiguë ou chronique des méninges et du cerveau, dans les lésions organiques du crâne, dans la manie, la paralysie etc. ; sympathique, dans l'embarras gastrique, « la présence dans l'estomac d'un vin, de plusieurs substances vénéneuses, etc. », dans les maladies du système hépatique, des organes de la reproduction, etc.

On voit qu'Esquirol ne connaissait pas les délires toxiques et envisageait seulement le mode d'influence des alcools et des substances toxiques sur le système nerveux, mode d'influence qu'il assimilait aux causes de nature sympathique. Sa division du délire en idiopathi-

1. *Traité du délire.*

2. Article *délire* dans le *Dictionnaire de Deckambre*

que, sympathique ou symptomatique, n'est pas exacte et donne prise à la critique. Dans le premier cas le délire est pour Esquirol symptomatique d'une affection quelconque du cerveau et des méninges, tandis que dans le dernier il est symptomatique des affections des autres organes de l'économie. S'il en est ainsi, pourquoi ne pas ranger tout simplement ces derniers cas dans la classe des délires sympathiques? (Ball et Ritti).

Les idées d'Esquirol sont partagées plus tard par Londe (1831) et Georget (1835) en ce qui concerne la division du délire, mais ce dernier auteur a complètement nié l'existence de la folie sympathique, ainsi que quelques années plus tard (1839), Falret père, qui admettait que que le cerveau était primitivement affecté dans la folie, dont l'origine, au contraire, ne pouvait être recherchée qu'exceptionnellement dans la souffrance d'un organe éloigné.

Presqu'à la même époque de nombreux auteurs allemands et français ont discuté l'existence de la folie sympathique. Quelques-uns, et en particulier Friedreich et Steinhal, l'appelaient folie *par consensus*, et aucun de ces auteurs ne prononce le mot délire sympathique. Il faut arriver à la thèse du Dr Loiseau (1856) qui se montre un partisan convaincu de l'existence de la folie sympathique, qu'il a si énergiquement défendue lors de la mémorable discussion de la société médico-psychologique (1857). Nous allons en quelques mots analyser cette discussion à laquelle ont pris part les aliénistes les plus éminents de l'époque.

Dans son travail Loiseau s'étant attaché à bien délimiter les variétés sympathiques de la folie, quelques membres, et en particulier MM. Baillarger et Parchappe, se sont montrés adversaires de cette espèce de folie, qui, d'après ces auteurs, n'existe pas.

« Pour nous faire admettre, dit M. Baillarger, cette « espèce distincte de folie que vous appelez sympathique, « donnez-nous les moyens de la reconnaître. » Et plus loin, M. Parchappe dit : « Dans beaucoup de cas attri- « bués à la folie sympathique, je ne vois pour ma part « que du *délire sympathique. Quand on parle de délire « sympathique, on s'entend immédiatement, et les preuves « de son existence abondent.* Mais il n'est pas aussi facile « de démontrer la réalité de la folie sympathique, conçue « comme espèce pathologique distincte. »

Du reste le mot *sympathie* a été diversement interprété et, comme l'a remarqué M. Castelnau, Loiseau se contre- disait dans ses définitions. Voici ce qu'il dit : « Je défi- « nirai le mot *sympathie*, d'une part cette dépendance « mutuelle qui existe entre toutes les parties de l'orga- « nisme, et qui se montre plus étroite entre certains « organes et certains appareils, et d'autre part, cette « solidarité spéciale que l'on remarque dans certains états « pathologiques ou dans certaines idiosyncrasies. » Et plus loin Loiseau dit : « Qu'il faut rejeter de la classe « des sympathies les troubles déterminés par une cause « morbifique quelconque. »

Il est évident que ces contradictions viennent de ce que l'auteur ne s'est pas fait d'idées assez arrêtées sur le mécanisme des phénomènes sympathiques, qui pour lui n'étaient pas tous de nature réflexe.

La question en est restée là jusqu'à l'époque où Morel et un peu plus tard Marcé ont fait connaître leur façon de penser sur la question des sympathies en général et du délire sympathique en particulier.

Morel, dans son *Traité des maladies mentales* (1860), admet l'existence des folies sympathiques, et il dit : « Je « classe toutes les aliénations qui sont la conséquence de « troubles ou des lésions spéciales et primitives de l'or- « ganisme dans la classe des *folies sympathiques.* »

Mais malgré cela cet auteur admet le délire sympathique qui pour lui serait transitoire de quelques affections inflammatoires ou ataxiques, telles que pneumonie, phthisie, fièvre typhoïde, etc., et il dit : « Que ce délire transi- « toire peut, sous certaines influences déterminées, se « continuer avec les caractères d'une véritable aliénation « mentale. »

Marcé (1862) soutient cette opinion que dans la folie sympathique la cause de la maladie est toujours locale, mais elle réside dans un organe éloigné, elle agit à distance et sympathiquement. Pour cet auteur la sympathie morbide est un rapport de souffrance qui existe entre les organes éloignés et sans relations fonctionnelles immédiates. « Ces folies, poursuit Marcé, peuvent être à juste « raison appelées sympathiques en ce sens que le délire « et la lésion d'un organe autre que le cerveau, naissent « simultanément, augmentent et disparaissent ensemble. « Mais il est un autre ordre de faits qui bien différents « des premiers par leur développement ultérieur, s'en « rapprochent néanmoins par leur point de départ. Ce « sont des cas où la maladie développée par sympathie

« pure se sépare ensuite de l'affection primitive, suit son « évolution naturelle, malgré la disparition de la cause « qui lui a donné naissance et finit enfin par devenir in- « curable. » D'après le même auteur, lorsque la folie sympathique se développe à la suite de la production d'une lésion organique, il peut se faire que cette folie guérisse, bien que la lésion organique qui lui a donné naissance persiste.

Ces considérations nous démontrent que Marcé, comme Morel, admettaient l'existence de la folie sympathique essentielle, et qu'ils la considéraient comme une entité morbide spéciale.

Quelques auteurs allemands, et en particulier, Griesinger, qui écrivait à peu près à la même époque, disent que les maladies mentales sont ou primitives, dues à une influence qui agit directement sur le cerveau, ou secondaires, dues à des lésions d'un autre point de l'organisme. Ces dernières forment un groupe de folie que ces auteurs dénomment *folies somatiques* (Griesinger). Le délire sympathique, tel que nous le comprenons, n'existe pas pour ces auteurs, ou du moins ils ne lui donnent pas la même épithète, tout en faisant un délire d'origine organique.

La question si intéressante du délire sympathique est tombée depuis lors dans l'oubli et malgré un grand nombre de travaux qui ont été faits et qui se rapportaient indirectement au sujet, nous n'avons pas trouvé un seul qui ait eu trait au délire sympathique au cours de l'aliénation mentale primitive et constituée. Presque tous les auteurs se sont attachés à décrire certains délires au cours d'affections fébriles ou autres, sans établir de comparaison entre ces délires d'origine diverse, sans les étudier au point de vue de la sympathie.

Dans le remarquable mémoire de M. le Dr Magnan « sur la coexistence de plusieurs délires de nature différente chez le même aliéné » (1), ainsi que dans la thèse de M. le Dr Déricq (2), et dans le mémoire de M. le Dr G. Pichon (3), nous n'avons pas trouvé un seul exemple de délire sympathique surajouté au délire primitif, ou du moins, de délire lié à l'existence des lésions organiques pouvant laisser supposer l'action d'une cause de nature sympathique.

Enfin, nous avons trouvé quelques indications sur la question que nous étudions dans le mémoire étendu de M. le Dr Mairet (4), dans la publication de M. le Dr Marandon de Montyel (5), et dans un mémoire tout récent de MM. les Drs Febvré et Picqué (6).

Disons, en terminant cet historique, qu'il ne nous a pas été possible de trouver de travaux complets traitant

1. *Archives de Neurologie*, 1 juillet 1880.

2. *Coexistence de plusieurs délires d'origine différente.* Th. 1885.

3. *Sur les délires multiples. Encéphale*, 1887.

4. *Rapports entre les lésions de la sphère génitale et l'aliénation mentale. In Montpellier médical*, 1880-1882.

5. *De l'antipyrine contre les hallucinations et de la dissimulation des hallucinés en traitement. In France médicale*, 1891, n. 42, 43, 44 45 et 46. — *De l'exalgine chez les hallucinés et de son action comparative avec l'antipyrine. In Bulletin général de thérapeutique*, 20 avril 1893.

6. *Contribution à l'étude du délire d'origine sympathique. In Annales méd. psychologiques*, janvier et février 1893.

notre sujet. Nous avons bien recueilli quelques éléments dans les nombreux ouvrages que nous avons lus et consultés, et à moins d'omission involontaire de notre part, il nous a semblé que la question du délire sympathique au cours d'aliénation mentale, délire sympathique tel que nous avons cherché à le faire comprendre, n'a pas été suffisamment traitée au point de vue spécial auquel nous nous plaçons, par les différents auteurs.

DU DÉLIRE SYMPATHIQUE EN GÉNÉRAL

La classe des délires sympathiques n'a pour ainsi dire pas de limites. En relation directe avec les souffrances de l'organisme, les idées délirantes de nature sympathique ou réflexe subissent forcément des oscillations comme les lésions physiques dont elles proviennent. Il serait dès lors impossible de leur assigner un caractère particulier, une marche régulière, une durée même approximative. Chaque organisme en effet réagit à sa manière ; les mêmes causes sont loin de produire les mêmes effets. La même lésion peut chez des individus différents donner lieu à des interprétations délirantes tout à fait différentes : chez le même individu elle peut également se traduire par un délire actif, ou seulement par des divagations insignifiantes suivant le degré d'activité intellectuelle qu'il présente, suivant la phase de l'affection mentale qu'il traverse.

Comme dans les maladies physiques, telle complication paraît d'autant plus redoutable qu'elle se produit chez un sujet débilité, chez un diabétique ou un albuminurique par exemple ; ainsi dans les maladies mentales, tel délire sympathique prendra d'autant plus d'extension qu'il viendra se greffer sur un état grave de dégénérescence ou s'établir aux approches de la démence. Dans certains cas la durée éphémère de ces délires ne laisse pas de trace dans l'avenir; dans d'autres cas, leur intensité se traduit bientôt par des symptômes de fatigue cérébrale qui assombrissent singulièrement le pronostic porté sur l'affection mentale primitive.

La condition principale du développement du délire sympathique réside certainement dans l'hérédité. Toutes nos observations d'ailleurs se rapportent à des malades dont l'hérédité était plus ou moins chargée, dont la dégénérescence s'affirmait par des défectuosités physiques, dont l'intelligence laissait à désirer. Une telle disposition au délire ne doit pas nous étonner; ne voit-on pas certaines causes morales insignifiantes faire sombrer définitivement des intelligences faibles? Pourquoi refuser à des souffrances physiques un retentissement sur le cerveau en cas de déséquilibration mentale? L'aliéné héréditaire n'est-il pas comparable à cet enfant issu de parents nerveux et qu'une simple piqûre d'épingle fait tomber dans des convulsions?

A nos yeux l'existence des délires d'ordre sympathique ou réflexe ne peut être mise en doute. Leur genèse saute aux yeux dans certains cas; leur progression ou leur diminution suivant que l'élément douleur s'accuse ou tend à se dissiper, leur contraste avec le délire primitif, ou leur prédominance sur des délires même déjà très anciens, doivent les faire considérer comme des complications au cours des maladies mentales. En faire une chose négligeable serait, à notre avis, une grave erreur. En raison de leur origine, ils sont en effet justiciables d'un traitement qu'il serait coupable de ne pas appliquer.

En émettant ces quelques considérations, nous sommes loin de vouloir réserver à ces délires le nom d'entités morbides. La folie sympathique essentielle a été décrite; admise par les uns, repoussée par la plupart des aliénistes, elle paraît avoir perdu peu à peu droit de cité dans la nomenclature des maladies mentales. Notre travail ne peut en aucune façon se rattacher à l'existence ou à la non-existence de la folie sympathique dont il ne nous a pas été donné jusqu'à ce jour d'observer un cas réel. Comme nous l'avons déclaré formellement dans notre introduction, l'étude clinique de certaines formes d'aliénation mentale nous a permis de dissocier, de séparer des délires différents dans leur origine, comme dans leur marche; leur évolution parallèle chez un même individu nous a frappé et nous a paru digne d'être mentionné. En leur appliquant le nom de délires sympathiques nous n'avons voulu qu'exprimer leur caractère particulièrement pénible, caractère qui est à son tour l'expression d'une souffrance particulièrement nouvelle de l'organisme.

Quand dans une maladie physique éclate une de ces complications graves qui d'un instant à l'autre donnent à l'affection une marche aiguë ou irrégulière, quand dans une fièvre typhoïde, une pneumonie vient s'ajouter aux dangers de l'infection la menace d'asphyxie, toute perte de temps pour juguler si possible cette nouvelle atteinte portée à l'organisme serait irréparable. Immédiatement les secours de la thérapeutique sont dirigés contre la complication et l'affection primitive semble perdre de son importance.

En aliénation mentale, l'observation clinique nous

fait assister à une scène analogue. Des délires anciens cèdent le pas, si l'on peut s'exprimer ainsi, à un délire de cause organique qui par ses manifestations antérieures constitue bientôt, en apparence du moins, toute l'affection mentale. Les perversions sensorielles dont il s'accompagne sont tellement intenses, tellement désagréables qu'elles ont pour conséquence première une sorte de fatigue générale qui rend l'aliéné incapable de tout effort de dissimulation. Après une période très courte d'interrogation, il oublie ses persécutions antérieures, pour ne plus penser qu'à s'affranchir de ses nouveaux tourments. Pas un instant, il ne songe à rapporter à son état de santé physique la tristesse qui l'accable, les sensations étranges qu'il perçoit; son cerveau habitué à délirer, organise immédiatement un nouveau délire qui emprunte seulement au délire ancien quelques éléments. Cette disposition remarquable au délire donne l'explication de ces idées délirantes multiples qui, à quelques jours d'intervalle, s'emparent du même aliéné.

Si l'aliéné ignore la cause de ses souffrances, s'il est incapable d'analyser ses impressions, il n'hésite toutefois jamais à désigner l'organe lésé comme l'objectif de ses persécutions. Mme P... (observation X) a des idées d'empoisonnement, son mari profite de son sommeil pour lui déposer dans la bouche une certaine quantité de poison ; mais ce poison, après avoir traversé les intestins en occasionnant une sensation supportable de brûlure, porte surtout son action sur sa matrice. A ce poison elle attribue ses pertes, et les douleurs qui s'irradient dans sa sphère génitale. Mme R... (observation II) a un épanchement pleurétique à droite; immédiatement elle rend une somnambule responsable de la dyspnée, du point-de-côté, de la fièvre, de la faiblesse qu'elle ressent.

Mme C... (observation IX) croit avoir quatre Italiens dans le ventre, deux à droite et deux à gauche; et une laparotomie démontre l'existence d'un kyste hydatique du ligament large à droite qui empiète sur le côté gauche de l'abdomen, etc.

Cette particularité maladive est une indication précieuse quand frappé par l'apparition des nouvelles idées fausses, le médecin traitant se résout à explorer les principaux organes.

La nature des préoccupations délirantes dans ces nombreuses observations n'est pas très variée. C'est toujours à l'occultisme, au spiritisme, au magnétisme, à l'électricité, au fluide, en général, que les malades ont recours pour expliquer les effets si bizarres qu'elles éprouvent. Parfois ils se croient possédés d'esprits malins, ou habités par des animaux. Dans ces cas, alors que la volonté est affaiblie, que des hallucinations psychomotrices peuvent se traduire sous formes d'ordres, des réactions dangereuses sont à craindre. L'aliéné peut en effet devenir persécuteur ou se mutiler pour débarrasser son corps de l'ennemi qui l'habite. Une de nos malades croyait lors de son entrée à l'asile avoir une bête dans le ventre et elle demandait sans cesse le chirurgien pour lui ouvrir le ventre. Ne se voyant pas écoutée dans ses réclamations, elle en était arrivée à dire qu'elle saurait bien s'ouvrir le ventre elle-même. Quand un délire prend cette dernière forme particulièrement grave, quand des altérations de la personnalité se manifestent, il est de toute nécessité de se livrer à l'examen des principaux organes. Sans doute les mêmes idées délirantes peuvent exister chez des aliénés indemnes de toute lésion organique ; mais souvent aussi elles relèvent d'un état physique mauvais et elles sont dès lors susceptibles de modifications sous l'influence d'un traitement médical ou chirurgical.

La grande place que les délires sympathiques occupent au cours des psychoses de cause dégénérative n'a pas lieu de nous étonner. L'état mental est avant tout instable chez les héréditaires ; ses oscillations dépendent parfois de causes insignifiantes, d'impressions mal définies auxquelles un cerveau déséquilibré donne immédiatement de fausses interprétations. « Le caractère du délire propre à telle « ou telle affection organique, dit Morel, peut être modi- « fié par telle et telle influence de l'ordre physique ou de « l'ordre moral, par l'ensemble en un mot, de tous les « éléments qui constituent la personnalité de l'indi- « vidu, ou, si l'on préfère, son tempérament, son idio- « syncrasie. » La fatigue générale de l'organisme qui peut résulter du développement des néoplasmes, de la formation de lésions plus ou moins graves ou d'une simple irrégularité des fonctions digestives, augmente encore la disposition au délire en se traduisant d'emblée par un état de passivité qui écarte toute espèce de résistance. Ne voit-on pas des accès maniaques aigus disparaître comme par enchantement, quand l'organisme est frappé subitement dans son entier par une des maladies infectieuses les plus redoutables, le choléra ? Ne voit-on pas un délire général céder sans transition la place à une lucidité absolue pendant la phase algide de l'affection que nous venons de citer? Pourquoi ne pas admettre une action analogue pour expliquer le développement du délire sympathique au cours d'une psychose?

Sans doute le choc moral et physique est loin d'être comparable ; mais la question de mesure de dose étant observée, ne peut-on pas énoncer pour expliquer la prédominance des idées délirantes sympathiques, qu'elles sont pour ainsi dire imposées par une douleur qui à elle seule suffit pour attirer l'activité délirante de l'aliéné vers un but unique. Elles sont imposées à la manière des idées délirantes communiquées dans la folie en commun, dans la folie à deux. La souffrance physique n'entre pas, il est vrai, en ligne de compte dans ces formes d'aliénation mentale ; l'état de passivité est le même et la disposition au délire aussi prononcée. Si l'on veut bien considérer en outre que le délire primitif qui prend, si on peut s'exprimer ainsi, l'état latent en présence d'une souffrance organique quelconque et du nouveau délire qui l'accompagne, est en général un délire diffus, peu ou pas systématisé, on comprend la possibilité de la prédominance du délire sympathique.

Les modifications survenues dans l'état mental des aliénés à idées délirantes sympathiques semblent se rapprocher des particularités maladives observées chez certains dypsomanes dont le délire toxique efface momentanément les anomalies mentales antérieures. La bouffée du délire toxique à peine dissipée, le délire ancien reprend le dessus. De même le délire sympathique finit avec la lésion qui lui a donné naissance, laissant l'ancien délire revenir à la surface.

La faiblesse intellectuelle, que cette faiblesse intellectuelle soit congénitale ou produite par une maladie mentale, se rencontre dans la plupart des délires sympathiques qui paraissent se développer de préférence au cours de l'aliénation mentale chronique. Nos observations se rapportent presque toutes à des délirants chroniques ou à des débiles; elles ne sont toutefois pas assez nombreuses pour nous permettre de nous prononcer d'une façon formelle sur une question aussi sérieuse, et elles ne nous permettent pas surtout d'infirmer la théorie de la folie sympathique basée sur des observations authentiques.

A nos yeux le délire sympathique n'est que l'expression d'une lésion locale de l'organisme. Quand ce dernier est pris dans son ensemble par une de ces diathèses, la syphilis, par exemple, qui porte ses coups tour à tour sur ses parties constituantes, on n'assiste plus à l'évolution de telle ou telle idée délirante qu'on peut isoler, classer, mais on voit la souffrance générale de l'organisme étendre son retentissement sur le caractère même de l'aliéné.

Son irritabilité spéciale et dangereuse paraît constituer l'apanage de ces délires issus d'une cause générale diathésique. Si on peut retrouver la genèse d'idées délirantes spéciales dans le caractère antérieur de l'aliéné, on peut de même faire d'autres idées délirantes l'expression de souffrances locales ou générales de l'organisme.

OBSERVATIONS

OBSERVATION I (personnelle).

Sommaire. — Hérédité : mère rhumatisante ; grand père paternel mort d'apoplexie. Dégénérescence mentale. Idées de persécution très anciennes ; hallucinations de la vue et de l'ouïe ; troubles multiples de nature hystérique. Néphrite aiguë ; anasarque généralisé. Délire sympathique développé et survenu au cours de l'affection rénale. Disparition complète des phénomènes rénaux et de l'anasarque suivie d'une disparition absolue du délire sympathique.

Mlle B..., âgée de 26 ans, est entrée à Ville-Evrard le 30 juin 1891.

Antécédents héréditaires. — Père mort de la variole noire ; mère très bien portante, d'une constitution assez forte, sujette à des atteintes fréquentes de rhumatisme. A une fille d'une santé excellente. Tout le monde du côté paternel comme du côté maternel se porte très bien ; pas de maladies mentales dans la famille.

Antécédents personnels. — A dix-huit mois la malade a souffert de la colonne vertébrale (il est difficile de dire quelle était l'affection dont elle était atteinte). On a craint un instant une tendance à la scoliose, mais il n'en a rien été et la malade s'est rétablie très vite. D'une intelligence rare, l'enfant a appris à lire et à écrire d'une façon remarquablement rapide. Réglée à 14 ans, toujours régulièrement, la malade n'a jamais souffert aux moments de ses règles et n'a jamais eu la moindre indisposition; pas de maladies graves antérieures, ni d'accidents convulsifs à signaler.

La malade s'est mariée à 19 ans et a été forcée de divorcer au bout de 4 ans de mariage, son mari ayant une maladie contagieuse, qui d'après la mère de la malade serait la syphilis, et d'après cette dernière, la tuberculose. Toujours est-il que la malade a eu des ulcères aux deux jambes, ulcères qui ont suppuré très longtemps et qui ont laissé des traces appréciables.

Jamais d'enfants ni fausses couches.

Au dire de la mère, la malade aurait eu un excellent caractère jusqu'à son mariage, elle était très bonne, très douce avec tout le monde.

Après la cicatrisation des ulcères des jambes, la mère de la malade a remarqué qu'elle devenait un peu irritable, nerveuse et même violente. La mère, comme la malade, ont attribué ce changement de caractère aux grands ennuis, ce qui est fort probable.

Peu de temps après que le divorce a été prononcé, la malade est rentrée un soir à la maison, en proie à une sorte d'agitation anxieuse, bouleversée, refusant la nourriture et défendant à sa mère de s'approcher d'elle. Elle se mit à crier sans motif et à tenir des propos sans suite. Deux ou trois heures après, l'agitation, au dire de la mère, était extrême, et c'est à peine si on pouvait comprendre les discours proférés par la malade. Elle criait qu'elle venait d'assassiner quelqu'un, que la police viendrait l'arrêter, etc. Elle s'est emparée d'un couteau et a cherché à frapper sa mère, en un mot, elle a présenté un accès d'agitation maniaque avec hallucinations et impulsions : d'ailleurs les notes médicales jointes au dossier sont conformes à notre opinion. Cet état se poursuit pendant dix mois avec de petits intervalles de rémission, pendant lesquels la malade était tout à fait calme. Un beau jour elle est partie la nuit, sans savoir où elle allait, elle est revenue ensuite à la maison, s'échappa de nouveau, est arrêtée et sequestrée à Ville-Evrard.

A son entrée à l'asile, la malade était dans un état d'aliénation mentale caractérisé par un délire de persécution avec hallucinations de tous les sens et troubles de la sensibilité générale. Sa situation est restée stationnaire et même a paru s'aggraver jusqu'au moment où quelques particularités physiques ont attiré notre attention.

La surveillante de la division des femmes s'était aperçue que le ventre de la malade était devenu dur et gros, en même temps il était survenu de l'œdème de deux jambes. Notre examen clinique a, en effet, permis de constater outre l'œdème des membres inférieurs de l'œdème de la paroi abdominale. L'examen des urines nous a donné un résultat négatif.

Au moment de l'apparition de l'œdème le délire de la malade a changé de forme, et nous avons pu assister à la genèse d'autres idées délirantes qui se liaient entre elles avec une systématisation remarquable à mesure que l'affection, dont la malade était atteinte, progressait.

La malade a commencé par dire à une de ses camarades qu'elle était devenue enceinte et qu'elle n'osait pas aller à la selle, de peur que l'enfant qu'elle portait dans son ventre ne sortît à la suite d'un effort. En même temps elle a ressenti des secousses électriques qui lui passaient dans les jambes et qui remontaient jusque dans son ventre.

Nous observons la malade très attentivement et nous constatons que l'œdème peu considérable des premiers jours devient de plus en plus étendu et nous faisons transporter la malade à l'infirmerie.

Ici l'examen des urines nous révèle la présence d'albumine en quantité considérable; (malheureusement le dosage n'a pas été fait, la malade urinait très peu). L'œdème se généralise, et nous nous trouvons en présence d'un anasarque généralisé, avec infiltration considérable des jambes et de la paroi abdominale; bruit de galop au cœur; la figure elle-même est très œdématiée.

En interrogeant la malade, nous apprenons que cet œdème est dû, d'après elle, aux douches qu'on lui donnait et que c'est l'eau qui aurait pénétré dans ses jambes et son ventre pour la faire enfler. Elle nous dit que ce sont toutes sortes de guêpes qui l'avaient mordue, puisque, dit-elle : « Ces bêtes ont du poison dans leurs bouches. »

Elle se figure qu'elle a un aquarium immense dans son ventre avec toutes espèces de poissons. On la rend aveugle, en lui enlevant les yeux, elle ne voit plus clair puisqu'on lui paralyse la vue ; on veut la tuer pour la raccommoder après ; on lui arrache le nez et on lui fait manger du pus des abcès.

Elle n'a pas maintenant qu'un seul enfant, elle en a sept dans son corps, et il lui serait très difficile d'accoucher, puisqu'elle n'a jamais eu d'enfants. Pendant la nuit une femme a voulu la faire avorter, mais elle ne savait pas s'y prendre.

La malade nous dit que ses jambes sont pourries, qu'on les a transformées en pourriture, qu'on les a peintes en rouge, et qu'elle sent des brûlures. Ces sensations étaient tellement pénibles pour la malade qu'elle s'arrachait la peau pour faire disparaître ses « terribles souffrances. »

Sa mère l'a fait dégringoler l'escalier à Sainte-Anne, elle lui parle dans les oreilles, lui conseille de mauvaises choses et surtout de se méfier de sa sœur. La malade en veut à son parrain, puisqu'il lui aurait donné la jaunisse, qui est une des causes de son enflure.

A mesure que la malade, sous l'influence du régime lacté, appliqué plus ou moins régulièrement, en raison des difficultés presque insurmontables que nous rencontrions pour lui faire accepter des quantités notables de lait, a éprouvé une amélioration sensible dans son état physique, son délire a diminué en intensité et en étendue. En ce moment-ci l'œdème a presque complètement disparu. La malade n'a pas du tout les mêmes idées délirantes qu'elle présentait au cours de son affection rénale, mais malgré cela l'état mental ne s'est guère amélioré, la malade ayant toujours les mêmes idées de persécution et les hallucinations du délire primitif.

Le délire sympathique qui est survenu avec l'apparition de l'affection rénale seul s'est dissipé, laissant le fond mental primitif, tel qu'il était à son entrée à l'asile.

OBSERVATION II (personnelle).

Sommaire. — Hérédité très chargée. Délire chronique de persécution avec hallucinations de tous les sens, trouble de la sensibilité générale ; conceptions ambitieuses. Prétend avoir une somnambule dans le ventre. Epanchement pleural droit. Délire sympathique survenu au moment de l'apparition de l'affection pleuro-pulmonaire. La somnambule est dans son côté droit. Marche progressive et simultanée de la pleurésie et du délire sympathique. Epuisement et affaiblissement de la malade ; mort ; pas d'autopsie.

Mme R..., 43 ans, entrée à Ville-Evrard en 1884.

Antécédents héréditaires. — Le père et la mère sont morts tous les deux dans un asile d'aliénés. Les grands parents de la malade sont morts subitement. Parmi les autres membres de la famille, un frère est très irritable, d'un caractère inégal ; une sœur de la malade est bien portante ; un frère est mort en bas âge, de convulsions.

Antécédents personnels. — Croup dans la première enfance ; fièvre typhoïde à 23 ans. La menstruation s'est établie à 19 ans et s'est faite difficilement ; dysménorrhée habituelle ; a présenté de l'œdème des extrémités. La malade s'est mariée à 29 ans 1/2.

Au moment de la puberté elle a eu des attaques qui paraissent avoir été de nature hystérique, car elles se terminaient toujours, ou presque toujours, par des pleurs abondants. Ces attaques ont cessé pendant à peu près deux ans, et à 21 ans elles ont recommencé se produisant parfois sans motifs, mais plus souvent à l'occasion des moindres contrariétés.

La malade a eu avant son mariage une fille qui est morte de convulsions. Ici doit se placer une histoire de viol sur laquelle nous ne sommes pas pleinement édifiés. La malade affirme avoir été souillée par un individu ; des poursuites suivies de condamnations auraient été exercées contre ce dernier.

A l'âge de 29 ans, la malade commence à s'apercevoir qu'elle rend des anneaux de ver solitaire dans ses selles ; elle prend le traitement nécessaire immédiatement, mais jamais, ajoute-t-elle, elle n'a pu rendre la tête. A cette époque la malade n'a présenté aucune espèce de délire, aucune hallucination, aucune trace, en un mot, de délire ou de folie sympathique essentielle. Après une période de doute et d'interrogation sur les manœuvres de son médecin traitant, manœuvres qui lui semblaient cacher un but coupable, elle croit pouvoir rapporter au magnétisme par les esprits, les sensations bizarres, qui l'assaillent.

En même temps elle accuse son mari avec quelques autres personnes, le médecin en tête, de former un complot contre elle ; « on voulait se débarrasser d'elle et on lui a caché toutes les clefs de la maison ». Sur ces entrefaits, sa séquestration dans un asile d'aliénés est décidée.

La malade nous raconte, depuis, qu'elle est en communication directe par le magnétisme avec beaucoup de personnes auxquelles elle pourrait par le même mécanisme communiquer sa maladie, et qu'elle pourrait faire mourir à petit feu.

Elle est possédée de mauvais esprits. Les douleurs atroces qu'elle ressentait de temps en temps dans le ventre et qui devaient être purement imaginaires, elle les comparait à des souffrances occasionnées par des communications dans la maison de mauvaises maladies, et non seulement son ventre, mais tout son corps s'en ressentait. Elle avait des sensations de coups d'électricité qui lui passaient par tout le corps et qui faisaient fendre sa tête en deux.

Les douleurs du ventre dont se plaint actuellement la malade se déplacent, mais la plupart du temps elles restent localisées dans la fosse iliaque gauche. A ce point là la malade se porte des coups de poing formidables, pour faire chasser la somnambule qui s'y trouve, et en donnant des coups pareils, dit-elle, elle réussit à déplacer et à enlever la force de celui ou de celle dont elle est possédée

Elle ne voit pas d'autre explication à donner de ce qu'elle ressent dans le ventre que « le somnambulisme qui s'est infiltré dans ses entrailles ».

« C'est une sale femme, disait-elle, cette somnambule « qui me fait dire des choses horribles et grossières » (hallucinations psycho-motrices). « Je suis forcée, dit-elle, d'employer une grande énergie pour résister à ses inspirations » ; mais grâce à la volonté sans limites elle peut ne pas les écouter et résister à leurs tentatives.

Des hallucinations psycho-motrices semblent la tourmenter fréquemment. Les mauvais esprits la forcent jusqu'à prononcer certains mots grossiers ; c'est avec une peine inouïe qu'elle retient sur ses lèvres les expressions ordurières qu'on lui suggère.

Le magnétisme qu'elle sent dans le ventre, est divisé, d'après elle, en magnétisme grossier et impur qui donne la colère et les souffrances, et un magnétisme fin et pur qui guérit et calme toutes les douleurs. Ce magnétisme, ou comme elle l'appelle encore, ce spiritisme, elle le communiquerait même au médecin, par un secret qu'elle ne dira jamais. Quand elle magnétise quelqu'un, dit-elle, elle n'a qu'à regarder la personne et tout de suite l'effet doit se sentir. Elle-même est soulagée et « sent son sang couler des pieds jusqu'à la tête » ; en même temps un tremblement très marqué s'étend à tout son corps.

Les esprits dont elle est possédée, elle les expulse par les oreilles, le nez « par devant et par derrière ». Ils rentrent toujours par le bas-ventre, par la matrice, et de là ils se disséminent dans son ventre.

Cet état de choses est resté stationnaire tant que de nouvelles affections incidentes ne sont pas venues la débiliter. Il y a trois semaines environ la malade est prise d'une petite toux sèche et d'un point de côté. A cette époque, son état général devient inquiétant. La fièvre fut caractérisée par une température de 39, 5°-40°. Les forces déclinaient sensiblement ; des frissons violents suivis bientôt de chaleur et de sueurs profuses se produisaient chaque jour, malgré l'emploi à hautes doses de l'antipyrine et du sulfate de quinine. Le visage était quelque peu altéré, une pâleur extrême envahissait la figure à l'occasion d'un moindre effort ; l'expectoration était peu abondante.

Nous avons eu toutes les peines du monde à examiner la malade attentivement, puisque dès qu'on approchait l'oreille de sa poitrine elle poussait des cris horribles. La marche de l'affection et la modification de la toux, qui devint grasse et accompagnée de crachats purulents, nous fit penser à la tuberculose aiguë, sans cependant avoir des preuves suffisantes pour maintenir notre diagnostic. L'examen bactériologique des crachats nous a donné d'ailleurs un résultat négatif.

Il y a quelques jours, la malade étant assez raisonnable pour se laisser examiner, nous la voyons à fond et nous nous trouvons en présence de tous les symptômes d'une congestion pulmonaire droite avec un épanchement pleural assez prononcé et situé du même côté. La ponction exploratrice n'a jamais pu être faite, car la malade est extrêmement difficile à soigner ; mais le diagnostic de l'épanchement pleural est établi sur des signes stéthoscopiques qui ne laissent aucun doute (matité, égophonie, souffle, toux, etc.). Le point de côté dont se plaignait la malade était donc réel et il a augmenté à mesure que l'affection pleuro-pulmonaire a fait des progrès. La fièvre est tombée depuis quelques jours et l'état général devient meilleur.

En interrogeant la malade avec la plus grande attention, nous sommes frappés de l'apparition de nouvelles idées délirantes et de nouvelles hallucinations qui paraissent se rapporter aux lésions que nous venons d'indiquer. Nous profitons d'un instant de tranquillité pour faire des recherches dans ce sens, pour analyser les variations survenues dans son délire. La malade pour se montrer reconnaissante des soins dont elle est entourée depuis son indisposition, veut bien nous mettre au courant de ses nouvelles souffrances morales. Elle nous révèle pour ainsi dire jour par jour le retentissement de ses douleurs physiques sur son état mental. Depuis que sa poitrine est le siège de douleurs de diverse nature, elle rapporte ces douleurs à des causes occultes. Du ventre, les esprits magnétiques ou somnambuliques sont passés à la base du thorax, ont gagné son dos, et se trouvent actuellement sous ses omoplates.

Elle est maintenant persécutée par un esprit somnambule, qui est dans son côté et qui voyage de haut en bas sans vouloir lui « délivrer ses voies respiratoires ». Plus que jamais la somnambule veut la faire parler et dire des grossièretés, mais elle résiste « parce qu'elle se respecte ». Elle l'entend bien et surtout elle l'a bien senti passer dans sa poitrine du ventre où il était avant.

Chose remarquable, la malade qui souffre toujours de son côté n'ose pas se donner des coups dans cette région comme elle le faisait pour son ventre, quand la somnambule y était, parce qu'on lui a dit qu'il était dangereux de se frapper sur la poitrine. Elle dit qu'elle préfère avoir la somnambule dans son côté et ne pas se créer de nouvelles maladies en se meurtrissant la poitrine. Elle a senti un certain travail par le thermomètre, quand on prenait sa température ; c'était une souffrance aiguë et subite sous le bras qui s'irradiait dans tout le côté.

La malade en dehors de ce délire complexe présente quelques idées de satisfaction et de grandeur. Elle dit qu'elle a été décorée par le spiritisme, qu'elle appartient moment donné, qu'elle lui avait même communiqué le mal de tête dont elle se ressent encore actuellement.

Deux ou trois ans plus tard la malade avait remarqué que son cou grossissait et en même temps que ses yeux étaient plus saillants que chez les autres personnes. « Son cœur, dit-elle, sautait, comme si on lui donnait des secousses », et tout cela l'empêchait de se livrer à une marche un peu longue et surtout de monter un escalier. En même temps son cou augmentait de volume et au bout de quelques mois il avait pris les proportions qu'il a actuellement. Ses yeux qui étaient jusqu'alors « comme chez tout le monde, sont sortis de la tête », sans qu'au commencement elle ait pu en trouver la cause. En résumé, son mal nous autorise à croire au développement successif d'un goître exophtalmique chez une malade antérieurement atteinte de troubles mentaux.

Cette apparition d'une affection morbide a donné une toute autre physionomie au délire préexistant, comme nous allons le voir dans ce qu'il va suivre.

La malade commence d'abord à prétendre que depuis ce moment-là, non seulement on lui en veut, mais qu'on lui travaille le corps et la tête. « Les gens, dit-elle, qui « me travaillent, ont le germe de la persécution et ce « germe leur permet de travailler non seulement sur « moi, mais sur tout le monde ». Ces gens-là lui en veulent, cherchant par tous les moyens possibles à la faire mourir et à briser sa position. Ils lui donnent des crampes dans les jambes qui lui sont extrêmement pénibles à supporter; ces crampes s'étendent aux bras et aux mains et ont une influence telle sur sa santé générale qu'ils lui font tomber toutes ses dents et ses cheveux.

La malade raconte que son cou est la cause qu'elle a toujours la gorge sèche et une haleine à tel point fétide que tout le monde la fuit; on l'a rendue bossue, tordue, bancale, on l'a raccourcie. Quand elle était à Paris, on la suivait dans la rue et on cherchait par l'électricité à lui faire du mal. Ses persécuteurs lui auraient donné un rhume et des étouffements auxquels elle est souvent sujette; on l'a tellement travaillée qu'elle est devenue faible et impuissante à lutter contre ses persécuteurs. Tout le monde, concierge et le commissaire de police en particulier, se mettaient ensemble pour lui faire des misères dans sa maison; elle barricadait toutes les portes pour empêcher ces gens de pénétrer dans son logis. On a travaillé aussi la tête d'un jeune homme qui cherchait après elle et on a voulu à toutes forces le faire aimer la malade; on aurait fait venir un chiffonnier pour la faire tuer d'un pistolet, mais il n'aurait pas réussi, parce qu'elle se serait enfermée chez elle et aurait crié au secours.

La malade raconte que ses oreilles sont sèches comme du parchemin et elle éprouve en outre des sensations étranges dans les yeux. « Je sens, dit-elle, très bien quelque chose « qui s'enfonce dans mes yeux, on dirait « de petites lames de fer très minces qui me coupent les « yeux et la vue ». Sa gorge et son cou représentent pour elle une vaste plaie dans laquelle tout est déchiré, et c'est cette plaie qui donnerait une odeur fétide à son haleine. On lui aurait donné un cancer de la mâchoire qui se serait étendu au cou.

« Ces persécuteurs, dit-elle, travaillent par le temps et « quand il fait beau, ils lui font perdre sa position, puis- « que ce sont eux qui font le temps; mais quand il fait « mauvais, elle sent qu'elle tombe dans la misère. Ces « gens-là travaillent par l'inflammation et la persécution, « et c'est cette inflammation, qui n'est autre chose qu'un « fluide, qu'on lui aurait mis dans le cœur et dans les « yeux ». « Je sais très bien, poursuit-elle, pourquoi « mon cœur sautait, les misérables y ont introduit de l'air « et ont agi par le temps ».

Elle entend fréquemment dans son intérieur des cris des bêtes qu'elle croit être des grenouilles ; ses persécuteurs en sont la cause. On la faisait marcher depuis quatre heures du soir jusqu'à six, à partir de la rue où elle habitait jusqu'au marché et cette manœuvre a continué pendant douze ans. Dans le manger on lui mettait des vers et d'autres saletés et on faisait marcher des aiguilles sur son lit. Elle aurait senti que ses persécuteurs lui auraient coupé l'estomac et le ventre, qu'on laçait son cœur et qu'on lui fendait les boyaux.

La malade prétend qu'elle est condamnée par ses persécuteurs et qu'elle a encore deux ans de peine à faire. Après ces deux années, elle est persuadée qu'elle va devenir comme tout le monde et comme elle était auparavant. « Mon cou, dit-elle, va disparaître et mes yeux « vont rentrer après que j'aurai fini ma condamnation. »

Depuis que la malade est en traitement à l'asile ses idées délirantes et les hallucinations d'origine sympathique persistent avec la même intensité qu'avant son entrée.

L'examen de la malade nous met en présence d'un goître de volume d'un petit œuf de poule ; l'exophtalmie est très prononcée, toutefois elle est plus accentuée à droite qu'à gauche. Le pouls est très intermittent, dicrote, assez fort ; nombre des pulsations entre 90 et 100 par minute. Il existe en outre de la bronchite généralisée, de l'emphysème pulmonaire qui gênent beaucoup la respiration de la malade.

Voici donc une femme chez laquelle les premières idées délirantes sont nées bien longtemps avant l'apparition des phénomènes morbides de cause organique. Le goître exophtalmique qui s'est développé progressivement chez notre malade a donné une teinte spéciale à son délire primitif, il a créé en quelque sorte un autre délire d'origine sympathique surajouté au délire ancien.

OBSERVATION IV (personnelle).

Sommaire. — Hérédité très chargée. Dégénérescence mentale avec délire mélancolique d'origine hallucinatoire. Idées multiples de persécution. Développement d'hémorrhoïdes internes suivies de l'apparition des idées délirantes d'origine sympathique. Affection utérine probable. Etat stationnaire.

Mme B...... âgée de 50 ans est entrée à l'asile de Ville-Evrard le 27 mai 1892.

Antécédents héréditaires. — Mère morte à la suite d'une attaque ; père mort d'une cause inconnue. Une sœur aliénée ; deux frères bien portants, mais l'un d'eux presente de nombreux signes physiques de dégénérescence. Dans la famille oncles et tantes bien portants, le mari de a malade également.

Antécédents personnels. — Aucune maladie grave à signaler dans la jeunesse de la malade ; cette dernière s'est toujours bien portée et n'a jamais été alitée. Réglée à 15 ans d'une façon assez régulière ; ménopause à 46 ans.

Il est difficile de dire à quelle époque remonte l'apparition des premières idées délirantes ; d'après la malade c'est à l'âge de 50 ans qu'elle se serait aperçue de quelque chose de « bizarre » du côté de la matrice et du rectum. « Il m'est arrivé, dit-elle, un poison aux parties et au fon- « dement, sans que je sache d'où ». D'après elle cela serait tout simplement un empoisonnement de tout son sang par un *anonyme* qui lui voulait du mal et qui lui faisait des misères. On se serait livré à des empoisonnements trois fois dans le fondement et deux fois dans la matrice. La malade compare « ces agissements ignobles » à une vapeur qui lui montait au cœur et à la tête et qui lui donnaient des sensations désagréables au point de se trouver mal. La malade prétend qu'on lui abîmait les organes et qu'on se livrait à toutes sortes de moyens pour lui « travailler le derrière ». Elle dit que si elle pouvait trouver ses persécuteurs elle se vengerait et elle leur ferait leur affaire.

B..... a été soignée à l'hôpital Saint-Louis pour une affection dont nous ignorons complètement la nature et qu'elle ne peut pas nous nommer. Son mari ne lui aurait jamais communiqué aucune maladie.

Depuis que la malade est à l'asile, les tentatives d'empoisonnement se sont renouvelées trois fois. « Elle a été « vidée, dit-elle, comme un poulet secrètement, et tout « cela c'est l'effet de la médecine qui voulait la débar« rasser des matières nuisibles qui étaient dans son « corps. Quand on la vidait, elle ressentait des douleurs « atroces et les matières qu'on enlevait, sortaient par le « fondement et la forçaient d'aller à la selle. » La malade raconte que c'était toujours par le bas que les mauvais esprits montaient dans son corps et que c'était par le bas aussi qu'on la vidait. « Je faisais tous mes efforts, dit-elle, pour ne pas laisser remonter les matières dans l'estomac ». « Les êtres *anonymes*, poursuit-elle, ont voulu « me vider l'esprit, mais je n'ai pas voulu accepter leurs « propositions, je les ai remercié et leur ai dit que je n'a« vais nullement besoin de leurs services. »

La malade entend souvent des voix plus ou moins désagréables; on l'injurie, on lui fait des propositions obscènes qui la mettent en colère et qui la forcent à chaque instant de changer de place pour ne pas entendre ses voix.

A part cela la malade aurait ressenti, au commencement de son arrivée à l'asile, des brûlures atroces au fondement et elle attribuait ces sensations aux serpents qui lui montaient par le rectum jusqu'à l'estomac. Elle prétend que les lieux sont faits dans un but nuisible pour elle seule, « puisqu'elle sent très bien qu'on lui vide les entrailles quand elle y va. » La malade est très souvent « en proie à des sursauts et des secousses qui lui prennent dans le cœur et qui passent par tout le corps. » Elle éprouve fréquemment des sensations de picotements, de froid et de chaleur.

Au point de vue de son état physique la seule chose que nous pouvons affirmer c'est que la malade a eu des hémorrhoïdes qui saignaient très souvent. C'est la malade elle-même qui nous a donné ces renseignements, très incomplets d'ailleurs.

Le toucher vaginal ou rectal n'a jamais été possible chez elle, sa résistance à toute espèce d'examen ou de contact étant invincible. Toutefois la teinte jaune paille de ses téguments et quelques pertes laissant des taches sur son linge, nous permettent d'émettre l'hypothèse d'une affection organique, soit de l'utérus, soit du rectum. Un élément important pour nous est la recrudescence du délire depuis que l'organisme paraît s'émacier et que les tissus prennent une teinte cachectique réellement caractéristique.

Notre malade a dû sûrement présenter un fond mental très troublé (malheureusement les renseignements nous manquent ici) bien longtemps avant l'apparition des hémorrhoïdes et de l'affection utérine probable. Elle a déjà dû être persécutée par un *anonyme*, avoir quelques hallucinations et quelques conceptions délirantes qui n'avaient jusqu'alors aucun rapport avec l'affection soupçonnée des organes pelviens survenue plus tard. C'est en ce moment là que la malade a cherché à interpréter à sa façon l'apparition de son affection, et peu à peu des idées délirantes d'origine sympathique se sont constituées et sont venues s'ajouter à son délire déjà ancien.

OBSERVATION V (personnelle).

Sommaire. — Mère morte aliénée ; père alcoolique. Idées de persécution ; hallucinations de l'ouïe. Cancer de l'œil gauche. Idées délirantes d'origine sympathique se rapportant à la lésion néoplasique. Etat stationnaire.

Mme T..., âgée de 76 ans, est entrée à l'asile de Ville Evrard le 3 février 1893.

Antécédents héréditaires. — Mère morte aliénée ; père mort d'une cause inconnue, mais, au dire de la malade, il était buveur. Aucun autre renseignement en ce qui concerne la famille de T...

Antécédents personnels. — La malade n'a jamais eu aucune maladie grave, sa santé générale a toujours été très bonne. Réglée à 11 ans, toujours d'une façon assez régulière. Fausse couche de six mois.

Il y a à peu près deux ans la malade étant chez les sœurs, a commencé à s'apercevoir que la supérieure lui en voulait un peu et lui cherchait des querelles, chose qu'elle ne faisait jamais aux autres. Il semblait à la malade qu'on lui disait des choses très désagréables et qu'on lui faisait avoir toutes sortes de vexations.

Ces idées de persécution persistaient avec la même intensité jusqu'au moment où la malade s'est aperçue d'un petit bouton, qu'elle compare à une lentille, au niveau de l'angle externe de l'œil gauche. Ce bouton était arraché par la malade à plusieurs reprises, mais il reparaissait toujours. Peu à peu il s'est formé une petite tumeur dure qui prenait des dimensions de plus en plus grandes et qui a fini par dégénérer en un épithélioma.

A cette évolution progressive de l'affection organique est venu s'ajouter un état mental spécial et d'autres conceptions délirantes. La malade s'est alors figurée qu'elle dégoûtait tout le monde et que si on lui fait des méchancetés, c'est à cause de son mal ; elle a commencé à entendre des bruits qui prenaient la forme des voix. On inventait, d'après elle, certaines choses pour ternir sa réputation, on voulait la voler et lui prendre tout ce qui lui appartenait ; on voulait à toutes forces se débarrasser d'elle. La malade est persuadée qu'on lui met quelque chose sur son œil, non pas pour le soigner et le guérir, mais pour lui faire perdre la vue. «Je sais parfaitement bien dit-elle, qu'on entretient mon mal plutôt que de le guérir ». Les douleurs que la malade éprouve dans son œil, les picotements et les battements qu'elle y ressent, sont attribués par elle « aux agissements des sorcières par des procédés cachés. » Elle prétend qu'elle est ensorcelée et que c'est la magie en commun avec une force supérieure qui s'est emparée d'elle et qui a localisé son effet à son œil. « Si, dit-elle, la malice ne souffre pas, elle est tou-
« jours la malvenue pour provoquer mes douleurs, car
« je souffre horriblement. »

L'examen physique de la malade nous met en présence d'une vaste lésion ulcérative qui a un aspect d'une plaie saignante, creuse, adhérente à l'os, à bords très durs, irréguliers, occupant tout le pourtour de la paupière inférieure et s'étendant un peu au-dessus de l'angle externe de l'œil. La vue de la malade est un peu troublée, car la lésion cancéreuse a fait des progrès sensibles depuis son entrée à l'asile.

Cette observation nous démontre de la façon la plus nette la genèse des idées délirantes d'origine sympathique coïncidant avec une apparition et un développement progressif d'une lésion néoplasique de l'œil, chez une malade antérieurement atteinte de troubles mentaux.

OBSERVATION VI (personnelle).

Sommaire. — Hérédité. Une sœur morte tuberculeuse. Deux autres d'une santé très délicate. Nombreux signes physiques de dégénérescence. Débilité mentale. Lypémanie chronique caractérisée par des idées de persécution et de suicide. Etat de profond découragement. Plusieurs tentatives de suicide. Tuberculose pulmonaire à marche progressive. Délire sympathique surajouté au délire primitif et prenant un caractère particulier. Mort. Autopsie.

Mlle S..., âgée de 21 ans, est entrée à l'asile de Ville-Evrard le 12 septembre 1890.

Antécédents héréditaires. — Père mort subitement d'une rupture d'anévrysme. Mère vivante et toujours bien portante. Elle a eu 9 enfants, dont 5 vivants ; les autres sont morts : une fille, de tuberculose pulmonaire à l'âge de 27 ans, les trois autres enfants de croup. Les enfants vivants n'ont jamais eu de maladies graves, mais sont d'une santé très chétive. La mère affirme que dans toute la famille de son côté comme du côté de son mari personne n'a jamais eu aucune maladie mentale ; pas de déséquilibrés.

Antécédents personnels. — La malade, au dire de la mère, a toujours été faible et chétive, elle était tout le temps souffrante, sans cependant avoir d'affections graves. La mère attribue l'état maladif de sa fille aux misères et à la privation après la mort de son mari. La malade a très vite appris à lire et à écrire et était très intelligente, mais d'un caractère sombre et triste, ne jouant pas beaucoup avec les autres enfants. Elle avait par moments des idées très bizarres qui étonnaient souvent sa mère.

L'éducation de l'enfant a continué sous la surveillance de sa mère jusqu'à l'âge de seize ans. A cette époque la malade a fait une première tentative de suicide, en se jetant du quatrième étage dans la rue ; elle s'est fracturée une jambe qu'on a dû amputer. Elle est restée à peu près deux ans à Saint-Antoine et son caractère triste et mélancolique n'a pas changé; mais son état physique étant devenu meilleur, la mère l'a reprise chez elle pendant quelques mois. Au bout d'un certain temps la malade a fait une nouvelle tentative de suicide, voulant s'asphyxier, et on était arrivé juste à temps pour la sauver, car elle était presque mourante. C'est à la suite de cette dernière tentative que la malade a été arrêtée et séquestrée à l'asile de Ville-Evrard.

La mère ne peut pas dire d'une façon précise à quelle époque remonte l'apparition de la première bronchite, mais elle affirme que sa fille ne s'est jamais plainte de la poitrine, malgré qu'elle ait toussé un petit peu tous les hivers. Ce n'est que depuis qu'elle a été enfermée qu'elle a commencé à tousser davantage et à cracher, chose que la mère n'a jamais observé avant.

La malade est entrée en observation au commencement de l'année 1892 et nous avons constaté chez elle des lésions très nettes dans les deux poumons. A mesure que son état physique s'aggravait, à mesure que les lésions pulmonaires faisaient des progrès, les idées délirantes que la malade avait déjà à son entrée à l'asile ont complètement changé d'allure, ou plutôt, à son délire primitif il est venu s'ajouter un autre délire qui était manifestement lié au progrès de l'affection pulmonaire dont la malade était atteinte. Outre un état profond d'abattement et de tristesse, refus presque absolu de toute nourriture, nous voyions se développer un délire très intense avec nombreuses hallucinations et troubles de la sensibilité générale.

La malade nous raconte que pendant la nuit elle a vu arriver trois grands hommes qu'elle appelle *hercules* et dont un était plus grand que les deux autres. Ces hercules se sont mis autour de son lit et, après l'avoir bien regardée, un d'eux se serait placé dans son lit et lui aurait fait « des choses ignobles ». Elle sent leur contact ; on la découvre et on lui fait subir des « supplices abominables ». Un grand homme en chapeau haute forme lui vole son édredon, allume un grand feu à côté de son lit et elle a une crainte inouïe qu'il ne prenne feu. Elle est tellement tourmentée qu'il lui est impossible de raconter tout ce qu'elle ressent.

Les jours suivants on lui fait boire du sublimé, on lui apprend que sa mère a tourné mal et qu'elle s'est mise à boire; que sa sœur est devenue excessivement sale ; la malade voit sa sœur à chaque instant et trouve qu'elle « sent horriblement mauvais. »

Elle nous raconte qu'elle a trouvé une tête et c'était là-dedans qu'elle aurait emprunté ses sourcils, ses cheveux et ses dents. Cette tête était cachée derrière elle et elle l'entendait parler ; la tête lui disait de se mettre d'autres cils, car les siens étaient pourris. Elle entend des hommes qui mettent des têtes de morts par terre autour de son lit et qui sont en train de faire une bière pour elle.

Toute sa famille est condamnée à mourir. Sa mère l'a brûlée, on l'aurait mise dans un trou, on la dissèque à l'amphithéâtre et on veut la tuer avec le soleil et l'électricité.

La malade, pour calmer ses douleurs prend des piqûres de morphine et elle a des rémissions assez marquées. La morphine en calmant ses douleurs fait disparaître chez elle les hallucinations pénibles.

Pendant deux ou trois jours la malade est relativement calme, les nuits sont assez bonnes, mais malheureusement cet état de calme n'est pas durable, et au bout de quelques jours de rémission le délire recommence.

La malade est dans un état d'affaiblissement extrême, elle maigrit de jour en jour et ne prend presque plus rien. Son affection pulmonaire fait des progrès rapides, et les signes physiques fournis par l'auscultation et la percussion démontrent la formation des cavernes dans les deux poumons. La fièvre est vive et la prostration extrême. Trois jours avant sa mort la malade ne répondait plus à aucune question et ne reconnaissait plus personne.

Jusqu'au dernier moment sa figure exprimait outre la souffrance une profonde anxiété. Elle est morte le 6 mars 1893.

Nous avons été très heureux de pouvoir faire l'autopsie dont voici les résultats.

Autopsie. — A l'ouverture de la poitrine, nous nous trouvons en présence d'une adhérence très prononcée de deux poumons. Après les avoir difficilement décollés, nous sentons dans le tissu pulmonaire de nombreux noyaux durs surtout vers les sommets. Le poumon gauche présente un léger degré de congestion de la base, il existe des granulations tuberculeuses dans presque tout le poumon. En faisant des coupes, nous constatons la présence d'une vaste caverne remplie de pus. Il existe un épaississement considérable de la plèvre intercostale et interlobaire ; la plèvre diaphragmatique est légèrement épaissie, d'un aspect blanchâtre. Le poumon droit est rempli de granulations tuberculeuses ; on trouve plusieurs petites cavernes vers le sommet et une très grande vers la base.

Le cœur, le foie et les reins ne présentent rien de particulier à signaler, du moins macroscopiquement.

Quant au cerveau, il existe au niveau de la réunion de la suture sagittale et de deux sutures fronto-pariétales un amincissement considérable de la calotte cranienne qui est partout très épaissie. La dure-mère est un peu adhérente à la paroi osseuse du crâne, surtout au niveau des bosses frontales. On ne découvre aucune trace de tubercules sur la face convexe des hémisphères cérébraux, non plus à la base. La pie-mère est très adhérente à la substance cérébrale et tous les vaisseaux sont gorgés de sang. Congestion très intense de tout le cerveau. Il n'y a pas de liquide dans les ventricules.

OBSERVATION VII (de Morel) (1).

(*Résumée*).

Chez une femme âgée de 32 ans, mère de huit enfants, on attribuait à l'épuisement causé par des accouchements successifs et par des fausses couches un état de prostration des forces intellectuelles. De sérieuses préoccupations de l'avenir rendaient compte de la tristesse anormale de la malade.

Lorsque cette dernière fut confiée aux soins de ce savant aliéniste; elle avait une toux sèche sans expectoration. En explorant les poumons on trouva des symptômes assez nets de tuberculose pulmonaire au début. Une amélioration notable s'est produite à la suite d'un traitement approprié et surtout par le repos et les soins hygiéniques. La gaieté est revenue avec la réapparition des forces, la disparition de la toux et des sueurs nocturnes. D'un autre côté un revirement très heureux opéré dans la fortune de cette aliénée a dissipé les noirs pressentiments qui la tourmentaient avant. Après trois mois de traitement on

1. *Traité des maladies mentales*, 1860, p. 163, 164.

renvoya la malade dans des conditions qui pouvaient faire espérer une guérison complète, mais cela ne fut pas ainsi. Neuf mois environ après sa sortie, cette femme fut ramenée dans un état désespéré. La tuberculisation des poumons qui avait été observée dans sa phase initiale et qu'on croyait enrayée dans sa marche, avait fait des progrès effrayants ; il existait une caverne à la partie supérieure du poumon droit, et l'état mental de la malade était en rapport avec le degré avancé de l'affection.

Ce n'était plus maintenant une mélancolie à forme douce et tranquille qu'on avait sous les yeux, mais une agitation furieuse sans prédominance d'un délire spécial.

Elle vécut trois mois encore dans cette déplorable situation ; il y eut quelques moments de rémission, mais après chaque nouvelle hémoptysie, et il y en eut de fréquentes, le délire général, avec agitation excessive et vociférations incessantes, était le spectacle qu'on avait sous les yeux.

La malade mourut dans le marasme le plus complet et l'autopsie révéla tous les signes de la phtisie arrivée à son dernier degré, sans qu'il fût possible de constater dans le cerveau autre chose qu'une injection plus forte des membranes et une légère hyperémie de la surface de cet organe.

OBSERVATION VIII (de Simon) (1).

Un homme de 17 ans entre à l'asile le 25 août 1862. Il est atteint d'une mélancolie profonde, avec symptômes d'excitation par moments ; délire et trouble vésaniques. En examinant le malade, on trouve des signes très nets de tuberculose pulmonaire au début. Jamais avant son entrée à l'asile il n'a eu d'hémoptysies. Un beau jour après plusieurs hémoptysies répétées vers la fin de la vie, le malade est pris d'un délire excessivement intense, avec troubles croissants de l'intelligence, délire des grandeurs et idées ambitieuses.

Il a succombé le 17 décembre 1862. A l'autopsie on a trouvé le poumon droit adhérent à la paroi costale et infiltré de tubercules ; bronchectasie dans le poumon gauche et petites cavernes. Pas de lésions de l'encéphale.

A mesure que l'affection pulmonaire progressait chez notre malade et qu'il se montrait d'autres symptômes morbides, comme des hémoptysies, le caractère des troubles mentaux se modifiait et s'aggravait.

En rapprochant les trois dernières observations, nous voyons que la tuberculose pulmonaire survenue au cours d'une aliénation mentale constituée, peut en quelque sorte modifier le délire primitif. Au lieu de simples accès de mélancolie et de tristesse au début de l'affection

1. *In Berliner Klin. Wochenschrift.* B. III, n. 6, 1866.

pulmonaire, on peut observer une agitation anxieuse persistante, des accès maniaques chez des malades relativement calmes et une apparition d'un délire plus intense et autrement caractérisé.

L'observation VI nous montre un caractère particulier des idées délirantes chez notre malade. C'est la manie du soupçon (*mania of suspicion*) des auteurs, manie qui présente, pour ainsi dire, un faux délire de persécution (Clouston). D'après cet auteur il existerait chez ces malades une sorte de paresse intellectuelle, une aversion profonde pour le travail, une horreur du mouvement. Cet état de dépression est souvent traversé par des accès d'emportement ; sans aucun motif, le malade se met en colère, mais son irritation ne dure pas longtemps (1).

La folie qui accompagne la phthisie, dit Griesinger, se présente avec un caractère particulier. Jacobi lui attribuait un caractère de caprices incessants, passant d'un extrême à l'autre. Neumann admet que dès le début il y a chez ces individus de la dépression ; ils sont absorbés en eux-mêmes, très irritables, mécontents, extrêmement susceptibles, toujours prêts à dire des injures et que plus tard, au contraire, ils sont dans des dispositions plus douces.

Il est de toute évidence que la tuberculose pulmonaire qui se développe au cours d'une aliénation mentale doit fatalement imprimer un caractère particulier à cette aliénation, fait qui a été observé par bon nombre d'au-

1. B. Ball. *Leçons sur les maladies mentales*, 1880, p. 552.

teurs. Quelques-uns cependant pensent que le développement de la tuberculose n'a aucune influence sur la marche de l'affection mentale primitive (1) et qu'elle ne change en rien les habitudes et le délire des malades (2).

On conçoit, dit M. le Dr Febvré (3) que la phtisie pulmonaire alors qu'elle se développe chez les aliénés, peut par les douleurs vagues dans le dos, sous les clavicules, par le sentiment d'oppression qu'elle détermine, donner lieu à des interprétations délirantes et aggraver les hallucinations de la sensibilité générale.

OBSERVATION IX (4).

(Par MM. les Drs Febvré et Picqué).

Sommaire. — Alcoolisme et dégénérescence mentale. Idées délirantes polymorphes. Hallucinations de la vue, de l'ouïe, du goût, de la sensibilité générale, du sens génital. Altérations de la personnalité. Kyste hydatique du ligament large (laparotomie). Corps fibreux faisant saillie dans le vagin (extraction). Conséquence de cette double opération au point de vue mental.

La nommée C..., âgée de 39 ans, est entrée à l'asile de Ville-Evrard le 26 septembre 1890, après un séjour

1. Cullere. *Annales méd. psychol. Contribution à l'étude de la tuberculose chez les aliénés.*

2. Marcé. *Loc. cit.*

3. Observation de tuberculose et alcoolisme. Alternances des troubles intellectuels et des troubles physiques. *In Progrès médical*, 1888, p. 448.

4. *In Annales médic. psychol.*, janvier, février 1893.

d'un an à l'asile de Villejuif et un mois de liberté dans sa famille. Les renseignements sur ses antécédents héréditaires et personnels font presque totalement défaut. Toutefois, des stigmates physiques de dégénérescence se remarquent : le visage est asymétrique, les oreilles sont mal ourlées, les lobules en sont déchiquetés comme chez certaines personnes scrofuleuses ; dans l'ordre psychique, outre un délire polymorphe, on observe un certain degré de débilité mentale. De l'hérédité nous ne savons qu'une chose, c'est que le père de la malade est mort d'une affection tuberculeuse.

Des habitudes alcooliques invétérées sont venues, par la suite, augmenter la prédisposition à l'aliénation mentale et se sont signalées par des bouffées de délire toxique avec accès maniaques et retentissement fâcheux sur l'organisme.

L'état mental, au moment de l'arrivée à l'asile, peut être ainsi caractérisé : délire alcoolique en voie d'atténuation, greffé sur un état d'infériorité intellectuelle et constitué par des hallucinations de l'ouïe, de la vue, du goût, de la sensibilité générale et viscérale, par la persistance de signes somatiques d'alcoolisme, tels que, tremblement des lèvres et des mains, malaises gastriques, sentiment de faiblesse dans les membres inférieurs.

Les conceptions délirantes de persécution sont surtout très accusées ; la malade prétend que Sainte-Anne (l'asile) la persécute, qu'on s'entend avec un Italien qu'elle a dans le ventre. Son mari est, dit-elle, tourné par les femmes, il la frappe.

Les hallucinations de l'ouïe sont des plus intenses : les

voisins, surtout une femme qui demeurait au second, la suivaient par leurs voix ; ou disait : « Montez-moi un révolver ». « Carnot lui a dit que son cœur était pourri. »

La croyance à des influences occultes est chez elle absolue ; « elle a compris que la physique, que le commis-« saire de police était avec sa persécutrice ».

Les illusions de la vue s'ajoutent à ces troubles multiples ; « elle a vu le président de la République chez des marchands de vins, elle l'a reconnu d'après son portrait ». Des altérations de la personnalité surviennent ensuite : « quatre Italiens sont maintenant dans son ventre » ; elle entend leurs voix qu'elle qualifie les unes de *bonnes*, les autres de *mauvaises* ; deux Italiens, ceux de droite, sont pour son mari, les deux de gauche sont pour elle. Ils lui agrandissent la bouche, ils lui changent la tête, ils lui ont mis une tête d'homme en dedans de la sienne ; elle n'a plus ses yeux. Ils voudraient tout lui changer ; ils substituent à ses organes de femme des organes d'homme. Parfois les hallucinations du sens génital deviennent encore plus manifestes ; elle prétend alors que les quatre Italiens la prennent de force, qu'ils la violent l'un après l'autre ; qu'ils laissent des traces ignobles sur sa chemise, qu'elle sort de ces odieux attentats complètement exténuée. Les hallucinations de la sensibilité générale et de la vue ne sont pas moins évidentes : il y a toujours un Italien qui veille à ses côtés, elle sent ses mains sur ses épaules, sur son ventre, il lui montre une tête grimaçante pendant qu'elle mange.

Enfin les idées de grandeur apparaissent ; elle est

connue de tout Paris. — On l'avait électrisée en 1882 et Paris l'a su ; tous les journaux parlent d'elle.

Le délire s'est ainsi poursuivi jusqu'au mois de juillet, laissant entrevoir à bref délai un affaiblissement progressif des facultés intellectuelles, entrecoupé d'accès maniaques au moment des règles qui étaient signalées par des ménorrhagies redoutables, nécessitant l'emploi d'hémostatiques. L'examen des organes pelviens, tant par le toucher vaginal que par la palpation et la percussion abdominales, avait permis de reconnaître, depuis plusieurs mois déjà, la présence de deux tumeurs, dont l'une était à gauche, dans la région ovarienne, empiétant déja sur la ligne médiane et le côté droit, dépassant l'ombilic de deux travers de doigts ; tumeur peu mobile, fluctuante et offrant les apparences d'un kyste fortement enclavé dans le plancher pelvien, adhérent à l'utérus ; dont l'autre venait faire saillie à travers le col utérin, sous forme d'une masse blanchâtre, mamelonnée, presque exsangue, à bords circulaires, du volume d'une mandarine, s'étalant en dehors des lèvres du col et étranglée à sa base qui donnait naissance à un pédicule traversant le canal cervical.

En raison de l'état d'émaciation de la malade épuisée, par des pertes périodiques d'une extrême abondance, une double intervention chirurgicale fut décidée et eut lieu le 5 juillet.

Première opération. — Le col est attiré à la vulve et fixé à l'aide de pinces appropriées. Les lèvres du col sont incisées latéralement pour permettre l'accès facile du corps fibreux : son implantation est large et se fait à la face postérieure de l'utérus près du fond : son volume est celui d'une petite mandarine.

Enucléation du corps fibreux, après incision de la muqueuse par le procédé ordinaire.

Deuxième opération. — Laparotomie médiane. Le kyste est mis à découvert, il est énorme et dépasse l'ombilic de deux travers de doigt : il est réellement inclus dans le ligament large, recouvert d'un feuillet péritonéal manifeste et adhérent au côté latéral gauche de l'utérus.

Le feuillet péritonéal est incisé.

Ponction du kyste. — Liquide transparent avec crochets. La décortication est longue et laborieuse ; le kyste est finalement énucléé sans pédicule. La partie profonde plongeait dans le plancher pelvien.

La poche nécessite une hémostase minutieuse et n'est ni suturée ni drainée. Suture ordinaire de la paroi abdominale.

Plusieurs vomissements eurent lieu dans les heures qui suivirent l'opération, un vomissement se produisit légalement le 6 juillet, à cinq heures et demie du soir ; puis l'état général redevient satisfaisant, malgré un léger mouvement fébrile accusé par une courbe thermométrique que nous n'avons pas cru devoir reproduire, tant les oscillations du thermomètre ont été insignifiantes. La température, en effet, n'a jamais dépassé 38°, chiffre qu'elle a seulement atteint les 5, 8 et 11 juillet ; à partir du 15 juillet, elle est retombée définitivement à 37°. Le premier pansement se fit le 12 juillet. Les suites opératoires furent très simples, il se produisit, à la suite, un peu de désunion au niveau du fil inférieur, mais bientôt la cicatrisation fut complètement obtenue.

Du côté du vagin, des injections, avec un litre de sublimé au 1/1000, étaient chaque jour pratiquées, après le pansement de la plaie abdominale, pour éviter toute cause d'infection. Un tampon de gaze iodoformée était ensuite appliqué, tampon qui dut bientôt être remplacé par de la ouate hydrophyle, en raison de symptômes d'intoxication.

Après quelques jours de soins, tout était terminé de ce côté.

Dans cette observation, comme le fait judicieusement remarquer M. le Dr Febvré, les troubles intellectuels étaient la conséquence des facteurs multiples, au nombre desquels figuraient la prédisposition héréditaire et l'alcoolisme; leur éclosion était loin d'avoir coïncidé avec les lésions des organes pelviens. Toutefois, dit plus loin l'auteur de l'observation, le délire s'était accru de perversions sensorielles, dont le germe pouvait se trouver dans de nouvelles souffrances de l'organisme; un délire partiel sympathique, si on peut s'exprimer ainsi, avait pu se greffer sur les éléments délirants primitifs. L'état mental post-opératoire a confirmé cette dernière opinion.

D'une manière générale, poursuit M. le Dr Febvré, et pour ne pas répéter la première partie de notre observation, il nous a été donné de constater la disparition de toutes les perversions sensorielles qui se rapportaient aux organes abdominaux ou à la sphère génitale. La malade n'a plus d'Italiens dans le ventre, ni à droite ni à gauche; elle a repris ses attributs féminins, elle n'est plus l'objet de souillures infâmes, elle n'a plus personne à ses côtés pendant son sommeil, elle ne sent plus aucun contact, les illusions du goût ne se reproduisent plus.

OBSERVATION X (personnelle).

Sommaire. — Hérédité. Nombreux stigmates physiques de dégénérescence. Débilité mentale, avec idées de persécution, hallucinations de l'ouïe et de la vue, du goût et de la sensibilité générale. Excitation passagère. Métrorrhagies abondantes à la suite d'un polype fibro-muqueux. Apparition d'un délire sympathique en rapport avec l'affection organique. Cessation des métrorrhagies et amélioration notable du délire sympathique.

Mme P..., âgée de 46 ans, est entrée à Ville-Evrard le 28 avril 1893.

Antécédents héréditaires. — Père mort d'un accident, mais buveur ; la malade ne sait pas si sa mère vit encore, elle ne peut donner aucun renseignement sur cette dernière. Une sœur morte en couches ; s'agit-il d'une fièvre puerpérale, d'éclampsie, d'un délire aigu, nous ne le savons pas. Une autre sœur existe, mais nous n'avons aucun renseignement sur elle. Un frère mort dans un hôpital de blessures. Grands-parents bien portants. Pas d'affections mentales dans la famille, ni de maladies nerveuses.

L'examen direct de la malade révèle de nombreux stigmates physiques de dégénérescence : le front est bas, les lobules des oreilles sont adhérents, la figure est asymétrique, la racine du nez fortement déprimée, voûte palatine en ogive, dentition irrégulière, prognatisme inférieur. Dans l'ordre psychique on observe un certain degré de débilité mentale.

Antécédents personnels. — Aucune maladie grave dans la jeunesse de la malade à signaler.

Réglée à 17 ans, toujours très régulièrement, ne souffrant jamais au moment de ses règles. S'est mariée à 20 ans et a eu 7 enfants, dont deux vivants et bien portants ; les autres sont morts en bas âge d'accidents et de convulsions. Pas de fausses couches.

Il y a 9 ans la malade a fait une tentative de suicide (asphyxie, par le charbon), parce que, dit-elle, elle trouvait que la vie était trop dure et amère, et qu'elle commençait à avoir de grands ennuis. Elle s'apercevait que son mari n'était pas bon pour elle, il la tourmentait sans motifs. Après la première tentative de suicide la malade a été enfermée pendant 14 mois et relâchée ensuite dans un état assez satisfaisant, puisqu'elle a pu reprendre la vie commune avec son mari et tenir son ménage.

Tout marchait bien pendant quelque temps, mais peu à peu la malade croyait s'apercevoir que son mari recommençait à la persécuter de concert avec la concierge qui, dit la malade, brouillait le ménage, voulant lui enlever son mari. Un jour la malade aurait même menacé la concierge, lui disant qu'elle lui brûlerait la cervelle si elle continuait à la persécuter. Il n'y avait pas que son mari et la concierge qui lui en voulaient, il y avait d'autres personnes du dehors qu'elle ne connaît même pas.

Chez elle, la malade dormait très mal et avait de nombreuses hallucinations de la vue et de l'ouïe. Elle a entendu souvent la nuit trois messieurs qui se mettaient derrière son lit, et le plus grand d'entre eux dire aux autres : « quand un homme pousse la différence jusqu'à faire enter« rer une femme vivante, il y a du louche en dessous ». La malade a bien compris que c'était à elle que ces paroles s'adressaient et là-dedans elle voyait encore *les persécutages* de son mari. Elle est devenue très méfiante, car très souvent, en rentrant chez elle, elle trouvait les objets déplacés, et une fois on a même voulu, dit-elle, mettre le feu chez elle ; heureusement elle est venue à temps pour retirer de son poêle un chiffon fumant encore et qui était étendu sur le parquet de sa chambre. Une fois, raconte-t-elle, on a essayé de l'empoisonner avec de la potasse qu'on a mise dans la viande et avec du chlore qui était dans son pain.

Il y a environ deux mois la malade a eu au moment de ses règles un métrorrhagie excessivement abondante qui l'a mise dans un état de faiblesse extrême. Elle a perdu des caillots énormes, et à la moindre fatigue elle s'est vue forcée de garder le lit.

A ce moment là la malade cherchant à expliquer cette apparition presque subite des pertes utérines, a conclu que c'était encore son mari, qui, en agissant sur elle, les provoquait. La malade raconte que pendant son sommeil il lui introduisait un poison violent, amer comme du fiel, dans la bouche, et que de là ce poison traversait l'estomac et les intestins pour sortir par la matrice, dont il expulsait des flots de sang. Ce poison lui brûlait l'estomac, comme un feu qui s'y serait introduit. Son mari ne s'est pas contenté de lui introduire le poison par la bouche, mais, prétend la malade, il aurait agi aussi par les oreilles ; car, en se réveillant, elle les sentait en feu. Jamais on n'a agi directement sur ses organes génitaux, du moins la malade ne se le rappelle pas.

Depuis que P... est en traitement à l'asile elle a toujours des hallucinations de la vue et de l'ouïe, cependant elles ont diminué d'intensité et d'étendue. Dans la nuit, dit-elle, les filles de salle lui produisent quelquefois des brûlures insupportables, des convulsions et des coliques atroces ; elle entend crier dans la cour que son mari veut la rendre malheureuse et que ses persécuteurs ne l'abandonneront jamais.

L'état physique de la malade est loin d'être satisfaisant. Elle est très pâle, anémiée, très affaiblie, et fait supposer par son aspect l'existence d'une affection néoplasique quelconque.

Après un examen complet des organes génitaux externes nous n'avons trouvé rien d'anormal. Le toucher vaginal nous conduit vers un col gros, dur, œdématié, col dont l'orifice externe est occupé par une tumeur qui présente les particularités suivantes. Cette tumeur est ronde, proéminente, lisse, de trois centimètres d'épaisseur à peu près. Elle est entourée d'un bourrelet mince qui n'est autre que les lèvres du col distendues par la tumeur. Toutefois il n'y a pas contact absolu entre le col et la tumeur, puisque le doigt qui touche peut pénétrer jusque dans l'intérieur de la cavité utérine.

Nous portons le diagnostic d'un polype fibro-muqueux faisant saillie à travers le col, et l'examen au spéculum confirme pleinement notre hypothèse. Nous voyons au fond du vagin une tumeur ronde, saignante, faisant saillie hors de la cavité du col ; les parois vaginales sont teintées de sang, comme chez les femmes qui ont des pertes fréquentes.

Les autres organes ne présentent rien de particulier à signaler ; il existe cependant une légère dilatation de l'estomac. L'appétit est conservé, la digestion se fait bien.

Nous avons attentivement suivi l'enchaînement des idées délirantes chez notre malade, et nous avons vu qu'avant de présenter des troubles du côté génital son délire qui était déjà constitué n'avait pas le même caractère ni la même intensité. La malade interprète à sa façon l'apparition des métrorrhagies et, d'après elle, c'est le poison que son mari lui mettait dans la bouche qui leur donnait naissance. Chose remarquable, en ce moment les pertes sont bien moins abondantes et la malade ne parle plus du tout du poison qui est dans son corps.

Nos idées sur la folie sympathique en général sont conformes avec celles de M. le Dr Mairet (1), qui se place à un point de vue spécial, au point de vue de lésions utéro-vaginales pouvant créer de toutes pièces une aliénation mentale.

Pour établir, dit cet auteur, qu'une aliénation mentale a été produite par des lésions génitales, il ne suffit pas de constater chez une aliénée soit pendant la vie, soit à l'autopsie, l'existence de ces lésions ; il peut n'y avoir dans ces cas qu'une simple coïncidence. Il ne suffit pas davantage de voir certains éléments du délire suivre les

1. *Loc. cit.*

différentes fluctuations d'une maladie de l'utérus et de ses annexes, il ne suffit même pas de voir une folie guérir rapidement sous l'influence d'un traitement local. Ne savons-nous pas, poursuit M. Mairet, en effet, que des lésions utéro-vaginales se développant chez une aliénée, peuvent faire naître non seulement des idées délirantes, mais encore contribuer à entretenir une aliénation mentale qui, sans cette complication, aurait eu de la tendance à évoluer vers la guérison ?

Pour être certain, continue l'habile observateur, qu'une aliénation mentale est sous la dépendance d'une lésion de la sphère génitale, il faut pouvoir suivre la filiation qui unit cette dernière à la première; pour être certain que cette lésion est la seule cause qui ait agi dans la réalisation de la folie, il faut que l'étiologie ait été scrutée avec le plus grand soin et qu'en suivant l'individu malade dans ses antécédents, soit personnels, soit héréditaires, on ne retrouve aucune autre influence. Pour M. Mairet, les nombreuses observations de folie sympathique essentielle publiées par différents auteurs sont loin de réunir toutes ces conditions, et très souvent la recherche des causes, soit physiques, soit morales, de l'hérédité même qui joue un rôle considérable dans la production de la folie, a été souvent négligée. Les auteurs se sont contentés de rechercher l'hérédité mentale seulement sans attacher de l'importance aux maladies nerveuses et à ces états particuliers constitutionnels et diathésiques, dont le rôle est cependant très grand en aliénation mentale. « Nous ne « connaissons pas, dit M. Mairet, dans la science une « seule observation qui nous permette de dire que des

« lésions utéro-vaginales ont pu donner lieu par elles « seules à la folie; jamais non plus nous n'en avons « observé d'exemples de cette nature ».

Les nombreuses observations publiées par cet auteur se rapportent à des malades atteintes de lésions, de l'utérus ou de ses annexes et chez lesquelles ces lésions ont imprimé au délire un caractère particulier et un degré d'agitation plus considérable. « Ces lésions peuvent être le « point de départ d'idées délirantes diverses, augmen- « ter l'intensité du délire primitif, lui donner un corps, « lui permettre de se systématiser et entretenir l'aliéna- « tion mentale. »

Comme nous l'avons laissé entendre le délire sympathique peut être essentiellement fugace, transitoire. Il est, en effet, en relation constante avec les lésions organiques qui lui ont donné naissance, il est dès lors justiciable de tous les traitements qui sont dirigés contre ces mêmes lésions organiques. A tel point que tel observateur très au courant de la marche des maladies mentales serait autorisée, en voyant sous l'influence d'un traitement particulier disparaître certaines conceptions délirantes, à conclure à la nature sympathique du délire.

D'ailleurs notre opinion se trouve confirmée par les nombreuses observations publiées par M. le Dr Marandon de Montyel (1) et que nous reproduisons en partie, observations dans lesquelles les médicaments expérimentés ont toujours eu une influence décisive sur les perversions sensorielles issues de lésions ou de souffrances physiques.

1. *Loc. cit.* Voir l'historique.

Dans une série d'expériences dirigées très habilement d'abord avec l'antipyrine, puis avec l'exalgine à doses massives chez un grand nombre d'aliénés atteints d'hallucinations de l'ouïe, de la vue et de la sensibilité générale, cet auteur est arrivé à conclure que ces médicaments paraissaient avoir une action heureuse assez marquée sur les hallucinations de nature sympathique. L'antipyrine à hautes doses peut, suivant M. le Dr Marandon, aider même au diagnostic des hallucinations sympathiques par les effets obtenus.

L'exalgine comme l'antipyrine est susceptible d'influencer favorablement les hallucinations et les délices sensoriels consécutifs d'origine réflexe, mais cette influence serait beaucoup moins certaine et beaucoup moins accusée que celle exercée par l'antipyrine.

L'auteur ajoute que l'antipyrine doit être de beaucoup préféré à l'exalgine dans le traitement des hallucinations et des délires sensoriels d'origine réflexe, d'autant plus qu'elle est sans action sur la nutrition, tandis que l'exalgine exerce une influence dénutritive constante et souvent considérable.

OBSERVATION XI

Communiquée par M. le Dr Marandon de Montyel et publiée en détail par M. le Dr Arnaud (1).

Sommaire. — Hérédité. Délire chronique systématisé avec hallucinations multiples de l'ouïe et de la sensibilité générale. Délire sympathique entretenu par une affection chronique du genou droit (ostéite). Disparition complète des idées délirantes d'origine sympathique par l'exalgine, et retour des mêmes idées avec la suppression du médicament.

G..., comptable, âgé de 48 ans, entre dans le service du professeur Ball à Sainte-Anne le 22 octobre 1887.

Ses *antécédents héréditaires* sont assez chargés. On manque de renseignements sur les grands parents. *Le père*, qui est mort à 55 ans, était buveur, joueur, débauché. *Un oncle paternel* est mort d'apoplexie. *Un cousin germain* est mort à Sainte-Anne.

Antécédents personnels. — Jusqu'au moment du service militaire (1860), rien de particulier à signaler. G... devient sous-officier, puis rengage et reste au régiment jusqu'en 1870. Il est réformé à cette époque pour une arthrite du genou suppurée, consécutive à une chute, arthrite guérie au bout de huit mois.

G... était un excellent travailleur, très capable, mais d'un caractère peu expansif et soupçonneux. Plusieurs

1. *In Annales méd. psychologiques* de mai-juin, 1893, p. 352.

années se passent sans incident particulier sous le rapport mental. C'est dans les premiers mois de l'année 1887 que la situation commence à se modifier. G..., s'aperçoit qu'on lui fait des misères à son bureau ; son concierge et ses voisins deviennent malveillants à son égard ; dans la rue, on ricane, on se moque lorsqu'il passe, etc. Il se décide à changer de domicile, mais les choses n'en vont pas mieux, bien au contraire. On l'espionne, on le regarde avec mépris quand il entre dans un café, surtout s'il est accompagné de sa femme. On ne s'en tient pas là, et bientôt, des injures, d'abord indistinctes, puis très précises, sont proférées sur son passage. Même à son bureau, où il était seul, il entendait ces injures.

Persuadé que tout cela n'avait qu'un but : lui faire perdre sa place, il s'en est plaint à ses patrons, il a même fini par se croire obligé à leur donner sa démission, malgré eux.

A partir de ce moment G..., plus que jamais, est en proie aux interprétations délirantes et aux hallucinations. Son humeur devient plus sombre, sa jalousie contre sa femme s'irrite jusqu'à la violence. Très sobre jusqu'à ce jour, il se met à boire pour noyer ses chagrins. L'excitation cérébrale, redouble, le sommeil disparaît, les tendances violentes s'accentuent.

Au moment de son admission à Sainte-Anne, on avait noté des symptômes d'alcoolisme qui disparaissent rapidement. Le malade parle des misères qu'on lui a faites et des injures qu'il entendait ; les voix lui arrivaient *au moyen d'un appareil téléphonique*, chez lui comme dans la rue. Il est toujours soupçonneux et défiant, il est convaincu que ses anciens patrons, malgré des marques d'intérêt renouvelées à l'asile même sont complices de ses persécuteurs.

A peu près dix mois après son entrée à Sainte-Anne, le malade a commencé à se plaindre de douleurs dans la jambe droite. A la question de savoir s'il connaît la cause de ses souffrances, il répond que : « *L'on a beaucoup de moyens de faire souffrir les malades à Sainte-Anne ; qu'après lui avoir fait perdre sa place, après lui avoir pris sa liberté, on veut ruiner sa santé.* » A travers beaucoup de réticences, il parle de *courants induits*, d'une *communication de sa jambe avec une pile.*

Les douleurs dont il se plaignait n'étaient d'ailleurs pas imaginaires ; elles résultaient d'une récidive de son arthrite, affection dont G... n'avait pas dit un mot jusqu'alors et qu'on a connue en interrogeant sa femme. Cette récidive, que G.. appelait « *Le fruit de dix mois de séjour à Sainte-Anne* », était la cinquième depuis 1870 ; le genou a suppuré pendant trois ou quatre mois, puis les accidents ont complètement disparu malgré l'indocilité du malade.

Cependant, le délire et les hallucinations persistaient, mais G... les dissimulait avec tant de soin, il demandait tous les jours sa sortie avec une telle insistance que l'on crut pouvoir le mettre en liberté en 1888.

Nous n'avons aucun renseignement sur le malade après sa mise en liberté ; toujours est-il que G... a été réintégré deux ans après et est entré dans le service de M. le Dr Marandon de Montyel, à l'asile de Ville Evrard (en mai 1890).

Ici on se trouve en présence d'un malade atteint d'un délire systématisé datant depuis très longtemps, à la seconde période, avec hallucinations multiples de l'ouïe et de la sensibilité générale. Ces dernières ont toutes pour point de départ une ostéite chronique de la partie inférieure du fémur droit, lésion déterminée, au dire du sujet, par l'application réitérée des courants électriques qui entrent à cet endroit, car c'est de là que s'irradient toutes les sensations étranges au possible qui lui traversent le corps.

Voici ce que le malade lui-même écrit : « Je souffre au « physique par un abcès à la jambe droite entretenu « par des moyens dus aux forces magnéto-électriques en « usage dans cet asile dont le fonctionnement secret ne « se renferme pas seulement dans les murs de Ville-« Evrard, mais va porter au loin la calomnie et l'hallu-« cination chez des personnes honnêtes dans l'impossi-« bilité de se défendre contre une telle calamité. »

La médication par l'exalgine a duré 72 jours, durant lesquels ce malade a pris 63 grammes de ce remède. Toutes les hallucinations de la sensibilité générale disparurent, tandis que celles de l'ouïe persistèrent G..., très étonné, disait que la fabrique de l'électricité de Ville-Evrard devait être détraquée, car il ne sentait plus de courant et n'était plus victime que du fonctionnement occulte des voix. Malheureusement l'action dénutritive du remède ne permit pas de le continuer plus longtemps. L'amélioration obtenue ne persista pas plus de trois semaines, puis, un matin, à la visite, G... nous raconta qu'on avait sans doute fini de réparer la fabrique d'électricité de l'établissement, car toute la nuit elle avait recommencé à fonctionner.

OBSERVATION XII

Hippolyte L..., tonnelier entré à l'asile de Ville-Evrard le 16 février 1892.

Double hérédité, alcoolisme et misère. Lypémanie aiguë datant d'un mois avec hallucinations de tous les sens. Otite purulente gauche douloureuse. Le malade qui ne dissimule pas ses perversions sensorielles sent un courant électrique très pénible, partant de l'oreille malade pour se porter aux diverses parties du corps qu'il convulse et torture. Pendant 15 jours administration journalière de 2 grammes d'antypirine et pendant 15 autres jours 3 grammes sans grande modification. Pendant 20 jours de suite, 4 grammes. On remarque une amélioration considérable des troubles de la sensibilité générale. La médication a continué pendant un mois à la dose journalière de 5 grammes. Disparition complète de tous les désordres de l'anesthésie et atténuations des autres perversions sensorielles. Deux mois après la suppression du remède l'acquis se maintient. La médication a duré 80 jours durant lesquels le malade a absorbé 340 grammes d'antipyrine sans action physiologique.

OBSERVATION XIII

Antoine Pich..., 30 ans, employé, entré le 5 avril 1886. Hérédité vésanique. Lypémanie ambitieuse avec nombreuses hallucinations de tous les sens. Pich... est sans cesse à réclamer ses organes qu'on lui emprunte, parce qu'il est un homme exceptionnellement bien bâti et qu'on remplace par d'autres, malingres ou pis encore.

Il en est d'autant plus furieux, que ces emprunts ne s'opèrent pas sans douleur, et que pour les faciliter on lui fait respirer de mauvaises odeurs et manger des drogues afin de l'abrutir. Il ne voit pas ses emprunteurs, mais il les entend. Ces perversions sensorielles déterminent des colères presque quotidiennes. Il a pris pendant 23 jours, non sans difficulté, 1 gramme d'antipyrine. Non seulement il n'a pas été possible d'élever la dose, mais le vingt-quatrième jour le malade a refusé avec énergie de continuer, prétendant que le remède loin de calmer ses maux, les accroissait en lui donnant des vertiges et des assoupissements, dont on profitait pour lui voler ses organes.

Pendant 5 jours 2 grammes d'antipyrine. Aucune modification. Pendant 12 jours 3 grammes. Aggravation notable. Pour la première fois, le malade devient exhibitionniste. En pleine visite et en présence de tous, avec une violente indignation, il lève sa verge et nous somme de constater qu'on lui a dérobé son canal supérieur, par où passe le sperme et qu'il ne possède plus que le canal inférieur par où passe l'urine. Pendant 13 jours 4 grammes. Aggravation croissante. Les exhibitions se répètent. Pich... se déculotte en public pour montrer qu'on a été jusqu'à lui emprunter l'anus et le périnée et que des bourses au coccyx il n'a plus qu'un trou béant. Jamais, affirme-t-il, le « *nonentage* » n'avait pris de telles proportions. Pendant 9 jours 5 grammes. Nécessité absolue de supprimer le médicament, car le malade qui n'a jamais eu d'idée de suicide, envisage maintenant la mort comme le seul remède à ses tourments. Cette suppression a été suivie assez rapidement d'une notable amélioration. La médication a duré 39 jours consécutifs durant lesquels le malade a pris à son insu, dans la soupe et sans action physiologique, 143 grammes d'antipyrine.

OBSERVATION XIV

Edouard Ta..., boulanger, 39 ans, entré le 16 juin 1890.

Antécédents héréditaires. — Père mort de coliques de plomb; mère morte subitement à la suite d'une attaque; grand'mère du côté maternel est morte aliénée, une sœur très bien portante. Pas d'aliénés du côté paternel, au dire du malade.

Antécédents personnels. — Fluxion de poitrine en 1878, plusieurs blennorrhagies. Le malade se dit bien portant et ne paraît pas en effet malade, mais l'examen de ses organes montre une insuffisance aortique avec rétrécissement et énorme hypertrophie du cœur. Le choc du cœur est si violent qu'il s'aperçoit à distance et se transmet à la paroi thoracique. De plus une double hypertrophie de l'épididyme consécutive aux blennorrhagies antérieures. Lypémanie chronique datant de près de 3 ans avec hallucinations injurieuses de l'ouïe, nauséabondes de l'odorat, et douloureuses de la sensibilité générale, plus spécialement dans la sphère génitale, hallucinations que le malade subit sans chercher à les expliquer. Il ne fréquente personne dans le quartier et passe ses journées à se disputer avec ses perversions sensorielles; néanmoins il est très réticent, quand on l'interroge. Pendant 15 jours 2 grammes antipyrine. Dès le deuxième jour une amélioration assez sensible se dessine. Le malade est moins seul, et à en juger par son attitude, est moins tourmenté. Pendant 20 jours 3 grammes. Transformation complète. Tam... est maintenant joyeux et causeur; il joue aux cartes et aux dames; sort en promenade avec sa femme, il ne cause plus du tout avec ses voix qu'il entend à peine de temps à autre; quant aux hallucinations de l'odorat et de la sensibilité générale, elles ont disparu. Pendant 22 jours 4 grammes.

Le malade pouvait presque être considéré comme guéri, quand le vingt-deuxième jour il est resté à la visite pour se plaindre qu'on recommence à l'insulter et à le travailler : « au cou et aux parties, dit-il, c'est terrible ». Pendant vingt jours 5 grammes. Rechute complète, Tam... a recommencé à causer avec ses voix, néanmoins il ne s'isole plus comme jadis ; il continue à fréquenter les camarades et à jouer avec eux. Durant deux mois après la suppression du médicament bien que

Tam... fut aussi halluciné que par le passé, surtout dans la sphère génitale où on lui pratiquait, disait-il, des cochonneries telles qu'il n'oserait pas les raconter, même à un médecin.

Il a conservé des modifications heureuses survenues dans sa manière d'être, puis il a recommencé à s'isoler et finalement il a fini par refuser même de s'occuper. La médication a duré 77 jours, — 278 grammes antipyrine.

OBSERVATION XV

Jean-Albert P..., 30 ans, tailleur, entré le 12 juin 1890.

Antécédents héréditaires. — Père mort d'une cause inconnue. Mère morte de la petite vérole (miliaire) ; trois sœurs bien portantes.

Antécédents personnels. — A 6 ans, fièvre typhoïde, à 10 ans petite vérole, en 1880, un coup de pied de cheval dans les parties.

Le malade présente des stigmates physiques de dégénérescence. Lypémanie ambitieuse datant de quatre mois avec hallucinations de l'ouïe que le malade subit sans tentative d'explication. Aucune dissimulation. Le jour des voix d'hommes l'insultent, tandis que d'autres lui promettent un avenir extraordinaire ; la nuit des voix de femmes lui tiennent des propos lascifs et si excitants qu'il est pris de fureur génitale ; alors il saisit son matelas à pleins bras et jusqu'à quatre et cinq fois se masturbe contre avec une brutalité et une violence telles qu'il s'emporte la peau ainsi que la muqueuse de son organe et tombe parfois du lit. P... a un rétrécissement blennorrhagique ou traumatique de l'urèthre pour lequel on est obligé de le sonder, de plus il souffre des tumeurs hémorrhoïdales en activité presque constante.

Pendant vingt-deux jours, 2 grammes d'antipyrine. Aucune modification des voix diurnes, mais les nuits sont bien meilleures ; les femmes le laissent plus tranquille, dit-il, et les érections sont beaucoup moins impérieuses. La santé générale, très affaiblie sous l'influence des pertes de sperme, se relève. Pendant 20 jours 3 grammes. Toujours même état des voix diurnes, mais la nuit les hallucinations obscènes et les masturbations ont cessé, aussi la verge du malade ne présente-t-elle plus aucune écorchure. « Il y a joliment longtemps, remarque-t-il lui-même, que je l'avais vue aussi propre. »

Pendant 14 jours 4 grammes. Au dixième jour, tandis que le malade souffre beaucoup de ses hémorrhoïdes et est très gêné dans sa miction qui nécessite de fréquents cathétérismes, il recommence à entendre des voix de femmes et à se masturber, à sa grande satisfaction, car elles commençaient, dit-il, à lui manquer. Rapidement la verge est de nouveau dans un état pitoyable, car il a toujours recours au même procédé de masturbation : il est difficile de comprendre comment il peut continuer à opérer avec un gland et une verge ainsi écorchés. Pendant un mois 5 grammes. Dès la première semaine pour la seconde fois l'excitation génitale tombe et les voix érotiques disparaissent complètement ; la verge guérit en conséquence ; on peut suivre très exactement sur elle les évolutions de l'érotisme du sujet.

Aucune modification des autres hallucinations. Plus de trois mois après la suppression du remède bien que P... ait souffert à plusieurs reprises de ses hémorrhoïdes et qu'il ait fallu toujours le sonder à cause de son rétrécissement, l'amélioration obtenue s'est maintenue.

La médication a duré 86 jours, 370 grammes d'antipyrine.

OBSERVATION XVI

Baltazar S..., 30 ans, chapelier, entré le 4 février 1889. Pas de renseignements. Lypémanie hypochondriaque avec hallucinations de l'ouïe et de la sensibilité générale. Aucune dissimulation.

Des ennemis l'injurient et l'obligent par ordres impératifs à tout déchirer, de plus ils lui ont mis dans le ventre un furet qui lui ronge les boyaux et qu'il s'efforce de tuer, en se frappant l'abdomen à grands coups de poings.

Pendant huit jours 2 grammes d'antipyrine. Grande amélioration de la sensibilité générale. Le malade croit que ses coups de poings ont fini par tuer le furet qu'il ne sent plus. Mêmes hallucinations de l'ouïe. Pendant huit jours 5 grammes d'antipyrine. Dès le quatrième jour, les troubles de la cénesthésie reparaissent et le malade recommence à se frapper sur le ventre. Pendant 18 jours 6 grammes.

Le malade n'a, pour ainsi dire, plus un instant de repos, le furet le tourmente à ce point qu'il ne se contente plus de ses poings pour le frapper, il s'arme de tout ce qu'il lui tombe sous la main, et, une fois au réfectoire il a été arrêté au moment où ayant entr'ouvert sa chemise il allait s'enfoncer la fourchette dans l'abdomen. Il fabrique des instruments dans le but de fournir une issue à la bête.

Pendant 20 jours 7 grammes. Aggravation encore plus accentuée. Maintenant les voix lui disent qu'il arrivera plus facilement à étouffer le furet, il saisit à pleines mains ses parois abdominales qu'il presse de toutes ses forces. On est obligé de lui mettre le maillot; il mange d'un excellent appétit néanmoins et digère fort bien. La suppression du remède n'a pas paru apporter un soulagement immédiat.

La médication a duré 54 jours consécutifs durant lesquels le malade a pris, à son insu, dans la soupe 296 grammes d'antipyrine.

Tous les aliénés, dit M. Marandon de Montyel, qui ont bénéficié sans conteste du traitement par l'antipyrine et l'exalgine étaient frappés d'affections organiques pouvant être considérées comme les points de départ des troubles sensoriels amendés qui auraient été ainsi des hallucinations sympathiques ou réflexes.

Mais, poursuit l'auteur, ce qui donne surtout un grand poids à notre interprétation, c'est le rapport étroit existant entre certaines des hallucinations modifiées heureusement par l'antipyrine et l'exalgine, et les lésions dont étaient frappés les aliénés. T..., dont les épididymes étaient malades, racontait qu'on pratiquait sur ses organes génitaux « des cochonneries telles qu'il n'osait les décrire même à un médecin ; » P..., tourmenté par des tumeurs hémorrhoïdales en activité presque constante et par un rétrécissement de l'urèthre, entendait la nuit des voix obscènes de femmes qui le jetaient dans des fureurs érotiques ; enfin L..., avec une otite purulente douloureuse, sentait un courant électrique, qui de l'oreille malade allait torturer ses organes.

Et tandis que, continue M. Marandon de Montyel, ces perversion sensorielles qui reflétaient pour ainsi dire leur origine étaient améliorées ou guéries par le remède chez ces mêmes sujets, d'autres troubles sensoriels concomitants ne subissaient en rien l'action du médicament. De telle sorte que l'influence de l'antipyrine et de l'exalgine sur les hallucinations permettrait de distinguer celles qui sont sympathiques de celles qui ne le sont pas.

Quel enseignement, poursuit très judicieusement M. Marandon, apportent ces faits et combien ils prouvent pour le dire en passant, la nécessité absolue d'un examen complet et approfondi de l'aliéné, alors même qu'il semble jouir d'une excellente santé.

Tout cela établit sur des bases positives, l'influence heureuse de l'antipyrine et de l'exalgine sur les hallucinations dites sympathiques ou réflexes. M. Marandon ajoute que cette influence heureuse lui paraît en conformité de ce que nous savons de l'action physiologique des médicaments expérimentés. L'antipyrine étant une substance antithermique agit en même temps sur l'élément douleur comme anesthésique. Il en est de même de l'exalgine qui est une substance analgésique également. Il est dès lors facile de comprendre qu'en supprimant l'irritation aux points lésés, ces médicaments tarissent par là la source des troubles sensoriels qu'engendrait par voie réflexe cette irritation.

Il est d'une importance capitale pour le traitement et le pronostic de pouvoir reconnaître d'emblée, si une affection mentale est sympathique d'une lésion organique quelconque, le traitement et le pronostic étant absolument les mêmes que ceux de la maladie première.

« La science du diagnostic, dit Marcé, est insuffisante sur ce point, et pour remplir une semblable lacune il n'existe pas d'autre moyen que de s'enquérir à l'aide d'un examen clinique complet, des affections viscérales qui peuvent survenir au cours d'une affection mentale, et si dansles antécédents du malade on retrouve des accidents nerveux ayant déjà coïncidé avec la même lésion, cette circonstance devra éveiller l'attention de l'observateur. »

CONCLUSIONS

1° L'existence du délire sympathique ne saurait être niée. Sa marche, sa progression, sa diminution sont en rapport constant avec les lésions organiques qui lui ont donné naissance.

2° Le délire sympathique se développe de préférence au cours d'une aliénation mentale parvenue à l'état chronique, ou chez des sujets doués de facultés intellectuelles peu développées.

3° La prédisposition héréditaire paraît être constante chez les aliénés à idées délirantes de nature sympathique ; cette hérédité s'affirme par des signes de dégénérescence psychique et physique.

4° Le délire sympathique n'est qu'un délire surajouté dont l'évolution peut masquer momentanément le délire primitif sans imprimer à ce dernier une modalité particulière.

5° Son étiologie explique son caractère en général triste, ses perversions sensorielles de nature pénible. Les idées de satisfaction personnelle ou de grandeur constatées dans deux de nos observations, n'infirment pas cette conclusion, puisque ces idées étaient liées à l'aliénation mentale primitive.

6° Le traitement en l'absence de signes certains de

lésion organique peut parfois éclairer sur la nature sympathique de certaines idées délirantes ; le traitement anesthésique en particulier, en s'attaquant à l'élément douleur qui préside à l'éclosion du délire sympathique, est presque toujours suivi d'heureux résultats.

7° Le traitement du délire sympathique peut être comparé au traitement d'une complication au cours d'une maladie incidente quelconque. Il ne doit en aucune façon être exclusif, c'est-à-dire qu'il y a lieu de diriger contre la maladie mentale au cours de laquelle il s'est déclaré les moyens sédatifs multiples dont on dispose dans un asile.

8° Même dans les cas de folie sympathique essentielle, cas qu'il ne nous a jamais été donné d'observer, l'isolement serait de règle, car les perversions sensorielles issues de souffrance de l'organisme ont en général un caractère réactionnel à redouter.

BIBLIOGRAPHIE

Ball et Ritti. — Article Délire (Dict. Dechambre).

B. Ball. — Leçons sur les maladies mentales, 1880.

Bouchet. — Etudes pour servir à l'histoire de l'influence de la folie sur les fonctions et les maladies du corps humain et réciproquement. In Annales médico-psychologiques, 1844-1845, t. 4 et 5.

Biaute. — Contribution à l'étude de l'état mental dans la phtisie pulmonaire. Th. Paris, 1879.

Clouston. — La tuberculisation et l'aliénation mentale. In Annales méd. psych., 1864, t. 3 et 4.

Cullerre. — Traité pratique des maladies mentales.

Cullerre. — Contribution à l'étude de la tuberculose chez les aliénés. In Annales méd. psych.

Délasiauve. — Folie liée à certains états organiques ou morbides. In Journal de médecine mentale, t. 4.

Discussion. — Sur la folie sympathique, 1857. In Annales médico-psychologiques.

Febvré et Picqué. — Contribution à l'étude du délire d'origine sympathique. In Annales médico-psychologiques, janvier et février, 1893.

Febvré. — Observation de tuberculose et alcoolisme. Alternances des troubles intellectuels et des troubles physiques. In progrès médical, 1888, p. 448.

Griesinger. — Traité des maladies mentales.

Jacobi. — Traité des formes principales de la folie.

Le Mat. — Des troubles psychiques dans la tuberculose pulmonaire. Th. Paris, 1875.

Loiseau. — De la folie sympathique, 1856.

Marandon de Montyel. — De l'antipyrine contre les hallucinations et de la dissimulation des hallucinés en traitement. In France médicale, 1891, n. 42, 43, 45 et 46.

Marandon de Montyel. — De l'exalgine chez les hallucinés et de son action comparative avec l'antipyrine. In Bulletin général de thérapeutique, 30 avril 1893.

Mairet. — Rapports entre les lésions de la sphère génitale et l'aliénation mentale chez la femme. In Montpellier médical, 1880, 1881, 1882.

Marcé. — Traité pratique des maladies mentales, 1862.

Morel. — Traité des maladies mentales, 1860.

Régis. — Article Folie sympathique (Dict. Dechambre).

Imprimerie de l'Ouest, A. NÉZAN, Mayenne.

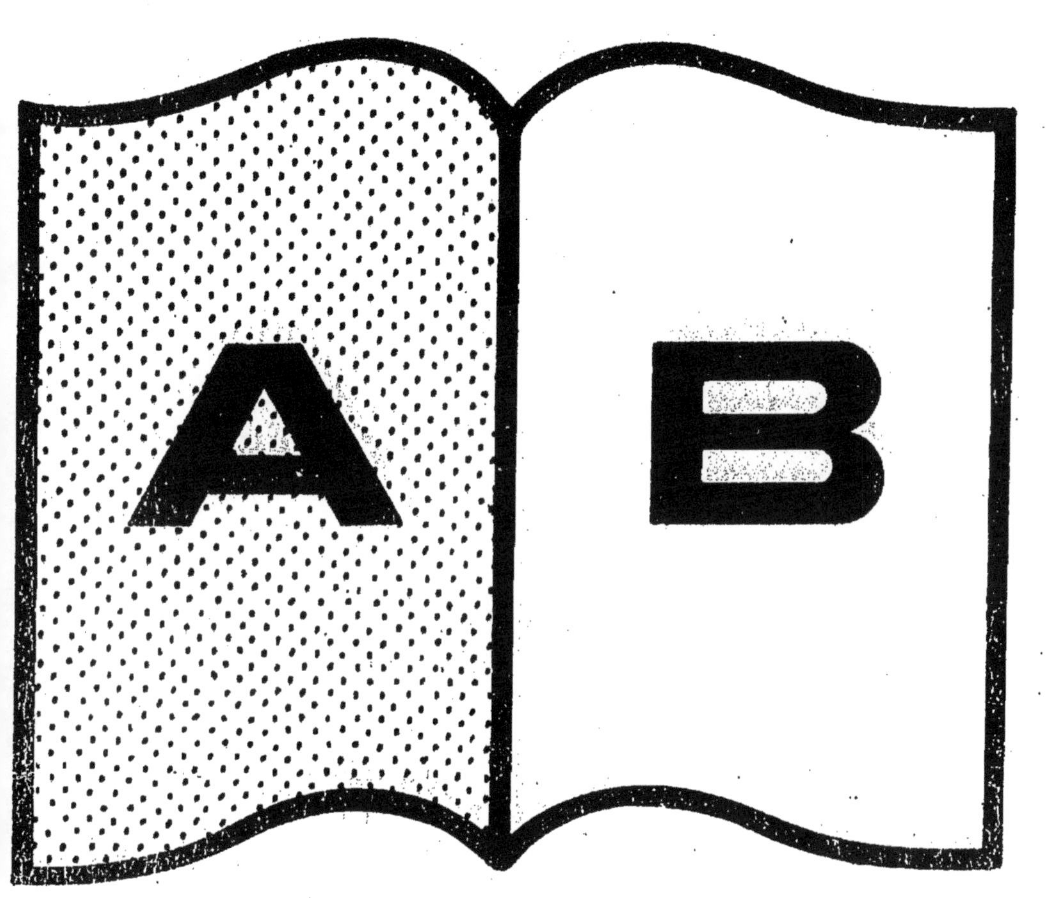

Contraste insuffisant

NF Z 43-120-14

www.ingramcontent.com/pod-product-compliance
Ingram Content Group UK Ltd.
Pitfield, Milton Keynes, MK11 3LW, UK
UKHW021113200726
13857UKWH00003B/1217

9 782013 604376